Hausaufgaben für Patienten

Herausgegeben von
Jürgen Buchbauer

Bibliografische Information der Deutschen Nationalbibliothek
Die Deutsche Nationalbibliothek verzeichnet diese Publikation in der Deutschen Nationalbibliografie; detaillierte bibliografische Daten sind im Internet über http://dnb.d-nb.de abrufbar.

Das vorliegende Buch wurde sorgfältig und nach medizinischen und sportwissenschaftlichen Gesichtspunkten erarbeitet. Dennoch folgen alle Angaben ohne Gewähr. Weder die Autoren noch der Verlag können für eventuelle Nachteile oder Schäden, die aus den im Buch vorgestellten Informationen oder Übungen resultieren, Haftung übernehmen.

Aus Gründen der besseren Lesbarkeit wurde entschieden, durchgängig die männliche (neutrale) Anredeform zu nutzen, die selbstverständlich die weibliche mit einbezieht.

Wir danken allen, die uns bei der Erstellung dieses Buches unterstützt haben.

Bestellnummer 1532

2. Auflage 2023

Fotos: Christian Kunert, www.kunertgesundheit.de

Erschienen als Band 13 der Buchreihe „Hausaufgaben für Patienten"

Druck und Verarbeitung: Medienhaus Plump GmbH, Rheinbreitbach
Printed in Germany · ISBN 978-3-7780-1532-2

Inhaltsverzeichnis

Vorwort des Herausgebers

Die Buchreihe „Hausaufgaben für Patienten“ richtet sich an die Betroffenen und deren Angehörige. Im vorliegenden Band handelt es sich um „Hausaufgaben für Patienten mit Bandscheibenvorfall“.

Die Autoren Christian Kunert und Kevin Tschöke weisen gleich zu Beginn darauf hin, dass das praktische Üben bei Bandscheibenvorfall nur in Absprache mit dem behandelnden Arzt und Therapeuten umgesetzt werden soll. Da die Symptome bei Bandscheibenvorfallpatienten derart individuell und unterschiedlich ausgeprägt sind, kann dieses Buch nur als Ergänzung zur Einzeltherapie dienen. Deshalb auch die Empfehlung – Band 6 „Hausaufgaben für Patienten mit Rückenbeschwerden“, von Christian Kunert.

Die Autoren führen in diesem Werk mit Methoden des Medical-Fitness-Trainings den Anwender an das anzustrebende Ziel heran. Der praktische Teil aus Stabilisations-, Mobilisations- und Koordinationsübungen wird ergänzt durch Entspannungstechniken. Wichtig ist es, die Übungen immer wieder vom behandelnden Therapeuten kontrollieren zu lassen, um Fehler zu vermeiden.

Dazu wünsche ich den Anwendern viel Erfolg und Geduld. Geduld und regelmäßiges Training ist auch notwendig, denn ein Bandscheibenvorfall kann bis zu einem Jahr Probleme bereiten, bis die vollständige Ausheilung erreicht ist.

Jürgen Buchbauer
Sportlehrer, Physiotherapeut,
Heilpraktiker für Physiotherapie

Einleitung

Der moderne Mensch sieht sich im Alltag vielen Herausforderungen gegenüber, die direkt oder indirekt Einfluss auf die körperliche oder psychische Gesundheit haben können.

Zwei wesentliche Faktoren, die sich in diesem Kontext auf die Wirbelsäule und die Bandscheiben auswirken, sind lange Sitzzeiten im Alltag und der damit häufig einhergehende Bewegungsmangel. So sitzt der erwachsene Deutsche im Durchschnitt etwa 8,5 Stunden täglich und die Anzahl derer, die sich ausreichend bewegt, geht immer mehr zurück. Aktuell bewegen sich nur noch etwa 21 Prozent der Bevölkerung adäquat mit deutlich sinkender Tendenz (vgl. Froböse, Biallas & Wallmann-Sperlich, 2022).

Die Wirbelsäule spielt dabei aufgrund ihrer Funktion als zentrales Achsorgan eine entscheidende Rolle. Mit ihren aktiven und passiven Strukturen stellt sie ein sensibles statisch-dynamisches System dar, welches auf Bewegung mit Belastung und Entlastung angewiesen ist.

Betrachtet man die demografische Entwicklung in Deutschland mit einer stetig steigenden Lebenserwartung, bei der die Menschen aktuell etwa 81 Jahre alt werden (Männer = 79 und Frau = 83 Jahre) und für das Jahr 2050 sogar Lebenserwartungen von durchschnittlich 85 Jahren vorausgesagt werden, wächst gleichermaßen der Anspruch, auch im Alter eine gute Lebensqualität erhalten zu können.

Doch gerade Beschwerden und Beeinträchtigungen des Muskel-Skelett-Systems, und hier vorrangig der Wirbelsäule, sind heute mittlerweile altersneutral und können die Lebensqualität und Lebensfreude bereits in frühen Lebensjahren beeinträchtigen.

So ist es durchaus verständlich, dass der Bedarf an gesundheitsfördernden Interventionen zur Wiederherstellung, zum Erhalt und zur Verbesserung des Wohlbefindens und der Leistungsfähigkeit stetig wächst.

Die Verantwortung für die Gesundheit liegt dabei zunächst bei jedem Menschen persönlich und beschreibt einen lebenslangen Prozess aus Eigeninitiative und Selbstverantwortung.

Mit fortschreitender Degeneration der unterschiedlichen Gelenke und Wirbelsegmente passt sich der menschliche Körper den damit sich gleichzeitig verändernden Bewegungsumfängen an, die mit steigender Lebensdauer meist eine funktionelle Beeinträchtigung nach sich ziehen. Ein lebenslanger bewusster Umgang in Bezug auf individuelle Gesundheitsressourcen wie etwa das Ernährungs- und Bewegungsverhalten sowie ein sensibles Verantwortungsbewusstsein für Belastungs- und Erholungsphasen sind somit grundlegende Voraussetzungen dafür, auch im mittleren und hohen Alter noch mobil und gesund zu sein.

Damit ist jedoch eine gewisse Eigenleistung verbunden, um insbesondere dem Muskel-Skelett-System ausreichenden Input für seine Funktions- und Leistungsfähigkeit zu geben.

Hier werden vor allem auch die zeitlichen und physischen Ressourcen in der Freizeit angesprochen, die der Mensch einsetzen kann, um seine Gesundheit selbst positiv zu beeinflussen oder den Belastungen des Alltags aktiv entgegentreten zu können.

Denn eines wird in diesem Zusammenhang immer wieder deutlich:

Man kann (fast) alles ersetzen oder im Internet bestellen, nur keine neue Wirbelsäule!

Und so bietet das vorliegende Buch Erklärungsansätze für das Auftreten von Rückenbeschwerden und ihren möglichen Ursachen, vor allem bei Bandscheibenvorfällen und gibt Hilfestellungen zur Prävention und Rehabilitation.

Eine Übungsauswahl für Zuhause bildet dabei den praktischen Schwerpunkt, die grundsätzlich zur Vermeidung aber auch zur Reduzierung bereits bestehender Rückenschmerzen beiträgt.

1 Funktionelle Anatomie der Wirbelsäule

Der Mensch besitzt gegenüber der Tierwelt die herausragende Fähigkeit, sich in den Hüftgelenken zu strecken und sich somit im aufrechten Gang fortzubewegen. Dabei grenzen die Leistungen unserer Wirbelsäule an ein mechanisches Wunder.

Einerseits vermag sie entgegen der Schwerkraft den Oberkörper aufrecht zu halten, andererseits ermöglicht sie beinahe grenzenlose Bewegungen in alle Richtungen. Eingespannt als biegsame Achsenverbindung zwischen dem Becken und dem Kopf hat sie dabei eine dynamische **Bewegungsfunktion** zu verrichten.

Ihre **Stützfunktion** besteht darin, Rumpf, Kopf und oberen Extremitäten, also etwa zwei Drittel der Gesamtkörpermasse, den notwendigen statischen Halt zu geben.

Darüber hinaus übernimmt sie für das Rückenmark eine **Schutzfunktion**, indem sie sowohl dieses als auch die Ursprünge der Rückenmarksnerven schützend umschließt.

Durch ihr seitliches Profil der zueinander harmonisch mit einer nach vorne (Lordose) und nach hinten (Kyphose) ausgerichteten Krümmung der Segmente (Wirbelkörper und benachbarte Bandscheibe) übernimmt die Wirbelsäule **Federungsfunktionen**, sodass bewegungsbedingte Erschütterungen und Stauchungen abgefedert werden.

Eine weitere wichtige Funktion der Wirbelsäule besteht darin, dass sie vielen Muskeln Anheftungspunkte in Form knöcherner Fortsätze bietet.

1.1 Passiver Bewegungsapparat

Der passive Bewegungsapparat beschreibt alle nicht beweglichen Teile und besteht aus

- Knochen
- Gelenken
- Bändern
- Bandscheiben

Die Wirbelsäule

Für die Wirbelsäule beschreibt er dabei eine Doppel-S-Form, bestehend aus insgesamt 33 bis 34 knöchernen Wirbeln, die übereinander angeordnet und in ihrer Gesamtheit durch Gelenke, Muskeln, Sehnen und Bänder fest verbunden sind. Die unterschiedliche Form und Funktion der einzelnen Wirbelkörper ermöglichen eine Einteilung der Wirbelsäule in

- 7 Halswirbel
- 12 Brustwirbel
- 5 Lendenwirbel

Diese insgesamt 24 Wirbelkörper bilden den beweglichen Teil der Wirbelsäule, da sie frei miteinander verbunden sind. Ihnen schließen sich

- 5 Kreuzbeinwirbel
- 4 bis 5 Steißbeinwirbel

an, die jedoch verknöchert und somit fest und unbeweglich miteinander verbunden sind.

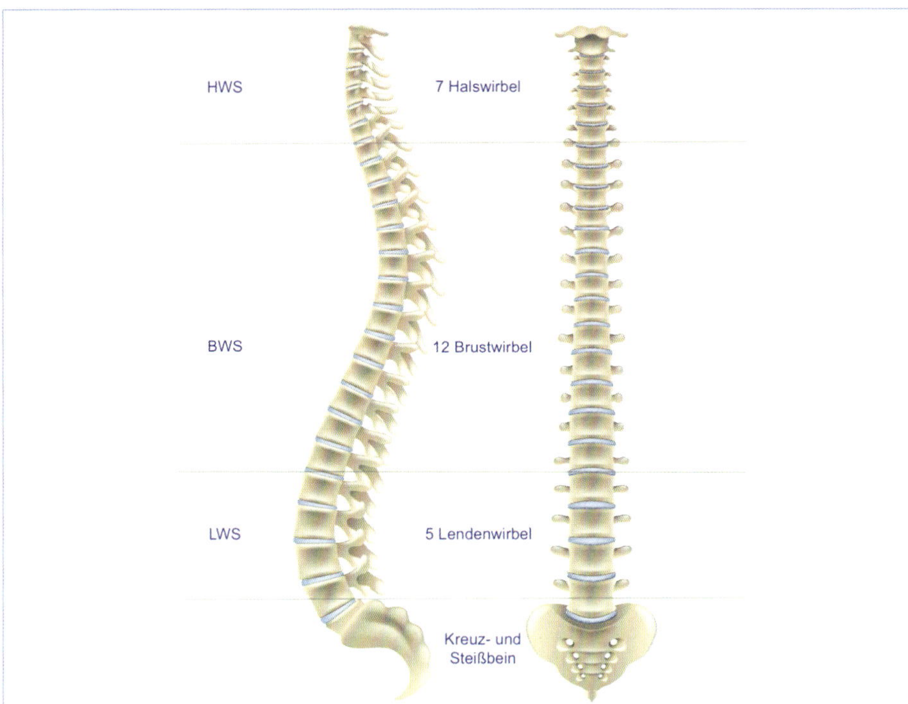

Abb. 1: Aufbau der Wirbelsäule (Quelle: Kunert)

Der Wirbel

Das tragende Element der Wirbelsäule ist der Wirbel. Aufgrund der zunehmenden Körpermasse nimmt die Belastbarkeit der Wirbelkörper von oben nach unten zu. Im Bereich der Halswirbelsäule sind sie mit einer dreieckigen, im Bereich der Lendenwirbelsäule mit einer eher ovalen Grundfläche versehen.

Alle Wirbelkörper zusammengefasst bilden durch die Verbindung aller Wirbelbögen und Wirbellöcher einen schützenden Kanal für das Rückenmark, den Wirbelkanal. Eine obere und untere Einkerbung an der Basis des Wirbelbogens ergeben mit dem benachbarten Wirbel die Zwischenwirbellöcher, aus denen rechts und links Nervenstränge den Wirbelkanal verlassen und die unterschiedlichsten Körperregionen mit Reizleitungen versorgen.

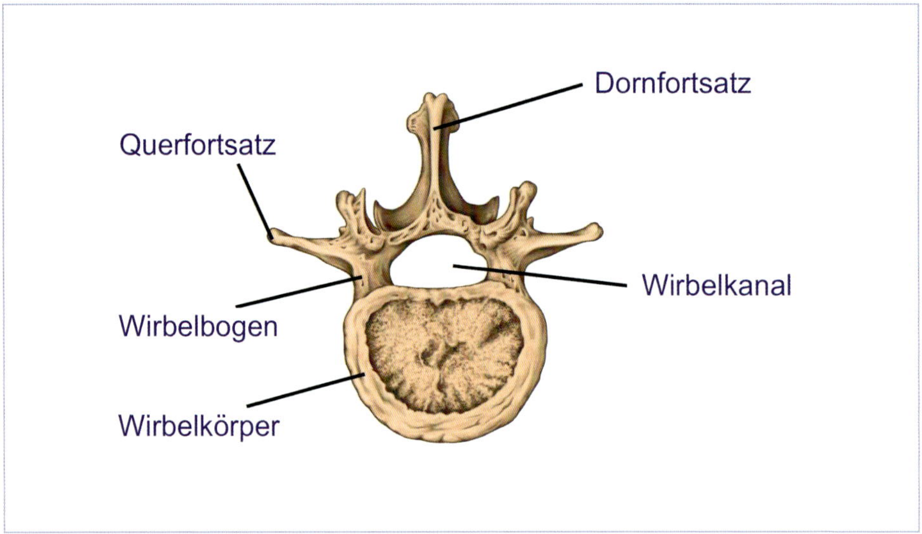

Abb. 2: Darstellung eines Wirbels (Quelle: Kunert)

Die Gelenkfortsätze

Nach hinten gerichtete Wirbelfortsätze heißen Dornfortsätze, die seitlich vom Wirbelbogen ausgehenden Fortsätze nennt man Querfortsätze.

Beide dienen als Krafthebel dem Ansatz von Muskeln und Bändern. Die gelenkige Verbindung nach oben und unten zu den Nachbarwirbeln stellen die Gelenkfortsätze her. Sie dienen der Bewegungsführung in eine bestimmte Richtung.

Durch die unterschiedliche Form und den Neigungsgrad der Gelenkflächen im Hals-, Brust- und Lendenwirbelbereich wird die, für den jeweiligen Wirbelsäulenabschnitt spezifische, Beweglichkeit bestimmt. Die Wechselbeziehung der Gelenkfortsätze mit den umliegenden Bändern, den benachbarten Bandscheiben und der regionalen Muskelspannung beeinflusst zudem den Bewegungsumfang, der von oben (kranial) nach unten (kaudal) abnimmt. Da die Beweglichkeit einzelner Wirbelsäulensegmente (zwei Wirbel mit dazwischenliegender Bandscheibe) relativ gering ist, macht vor allem die Summe der Wirbelsäulenabschnitte die Gesamtbeweglichkeit der Wirbelsäule aus. Dabei werden insbesondere die Vor- und Rückwärtsneigung (Inklination und Reklination) im Bereich der Hals- und Lendenwirbelsäule, das Drehen (Rotation) sowie die Seitwärtsbewegung vermehrt im Bereich der Hals- und Brustwirbelsäule ermöglicht.

Die Bandscheiben

Bandscheiben, auch als Zwischenwirbelscheiben benannt, haben die Funktion eines stoßdämpfenden Kissens zwischen den 24 beweglichen Wirbelkörpern. Ebenso wie die doppelte S-Form der Wirbelsäule dienen sie als elastischer Puffer, um bei den Bewegungen der Wirbelsäule die auftretenden Kräfte federnd aufzufangen. Nur gemeinsam mit den Bandscheiben wird die Wirbelsäule beweglich.

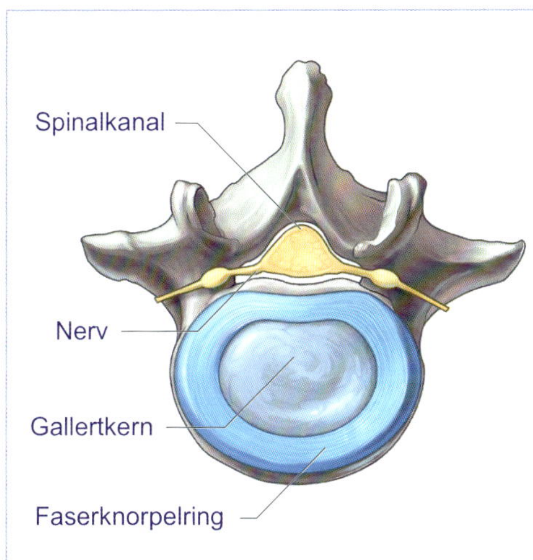

Abb. 3: Darstellung einer Bandscheibe (Quelle: Kunert)

Die Zwischenwirbelscheibe besteht aus einem knorpeligen, bindegewebigen Faserring und einem gallertartigen, halbflüssigen Kern. Sie ist mit der Grund- und Deckplatte der jeweils benachbarten Wirbelkörper fest verwachsen und bildet das zentrale Element des sogenannten Bewegungssegments.

Die Bandscheiben sind bereits in frühester Kindheit nicht mehr durch Blutgefäße versorgt, sondern ernähren sich aus der sie umgebenden Gewebsflüssigkeit. Bei Belastungen werden Stoffwechselabfälle aus den Bandscheiben herausgedrückt und über Entlastung saugt sie Nährstoffe auf, vergleichbar mit einem zusammengedrückten Schwamm, den man in ein volles Wasserbecken taucht.

Den geringsten Druck erfahren die Bandscheiben in der liegenden Position, so dass sie sich wieder mit Flüssigkeit und Nährstoffen vollsaugen. Aus diesem Grund kann die morgens gemessene Körperlänge einige Zentimeter größer ausfallen als im Vergleich zu einer Messung am Abend.

Durch Alterungsprozesse verlieren die Bandscheiben ihre Flüssigkeitsaufnahmekapazität, wodurch ihre Elastizität, insbesondere bei langjähriger Belastung sinkt. Beträgt der Flüssigkeitsgehalt der Bandscheibe bei Geburt etwa 88 Prozent, so ist dieser bei einem 70-Jährigen unter Umständen auf nur noch rund 60 Prozent reduziert.

Eine gesunde Bandscheibe kann sehr hohe Belastungen aushalten. Bei gleichmäßigen axial (senkrecht) einwirkenden Kräften wird sie gleichmäßig zusammengedrückt, wobei Faserring und Gallertkern minimal seitlich ausweichen. Alle seitlichen oder vor- bzw. rückwärtig ausgeführten Bewegungen der Wirbelsäule drücken die Bandscheibe an der entsprechenden Stelle einseitig zusammen. Hierbei verschiebt sich der Gallertkern genau in die entgegengesetzte Richtung.

Die Bänder der Wirbelsäule

Neben den Bandscheiben sorgen die Bänder dafür, dass die knöchernen Elemente der Wirbelsäule stabil und beweglich zugleich miteinander verbunden sind. Besonders kräftige Bänder verspannen die gesamte Länge der Wirbelsäule: Das vordere Längsband zieht sich über die Vorderseite der Wirbelkörper, das hintere Längsband über ihre Hinterseite bzw. den vorderen Bereich des Wirbelkanals.

Die Bewegungssegmente werden durch eigene Bandsysteme stabilisiert, die u. a. von Dornfortsatz zu Dornfortsatz verlaufen oder die Querfortsätze der Wirbel miteinander verbinden. Die Bänder sind auch in Ruhe gespannt und können in Bewegung nur bis zu einer gewissen Grenze gedehnt werden. Dadurch gewährleisten sie, dass die Gelenke nicht überstreckt werden.

1.2 Aktiver Bewegungsapparat

Im Gegensatz zum passiven Bewegungsapparat beschreibt der aktive Bewegungsapparat der Wirbelsäule alle beweglichen Teile und besteht aus

- Muskeln
- Sehnen
- Faszien

Muskeln der Wirbelsäule

Die muskuläre Verankerung der Wirbelsäule ist äußerst komplex und nur in einer ganzheitlichen Betrachtung des menschlichen Körpers als funktionelle Einheit zu verstehen.

Die Wirbelsäule als bewegliche Stütze des Rumpfes steht in Wechselbeziehung zwischen der Spannung der Muskulatur einerseits und Einwirkungen der Schwerkraft andererseits. Wird der Oberkörper beispielsweise nach vorne geneigt, verlangt die Erdanziehungskraft eine Erhöhung der Muskelspannung. Die Stärke dieser Muskelspannung entscheidet darüber, in welcher Position der Oberkörper gehalten oder gebeugt wird.

Die stärksten Muskelgruppen hierfür befinden sich im Bereich der Hals- und Lendenlordose, um mit ihrer Kraft diese Abschnitte zu sichern. Der gesamte Rumpf erfährt über die Bauch- und Rückenmuskulatur eine dynamische Verspannung, die sich in ausgezeichneter Weise allen Bewegungen der Extremitäten und des Rumpfes anpasst (vgl. Lippert et al., 2017; Putz, 2005).

Hauptfunktion dieses Muskelsystems ist die Sicherung der aufrechten Körperhaltung, an der die Muskeln in Tabelle 1 beteiligt sind.

Tab. 1: Die Muskeln der Wirbelsäule und ihre Hauptfunktionen für die Wirbelsäule

Muskel	Hauptfunktion
Gesäßmuskel	▸ Streckt die Hüfte
Hüftbeuger	▸ Beugt das Hüftgelenk im Stand
Hinterer Oberschenkel	▸ Streckt die Hüfte
Gerade Bauchmuskeln	▸ Stabilisieren den Rumpf
Schräge Bauchmuskeln	▸ Stabilisieren den Rumpf
Untere Rückenmuskeln	▸ Strecken und stabilisieren den Rumpf
Obere Rückenmuskeln	▸ Ziehen die Schultern nach hinten
Brustmuskeln	▸ Stabilisieren den Schultergürtel

Körperhaltung und Muskulatur

Die Natur des Menschen ist geprägt durch den aufrechten Gang und somit durch eine aufrechte Haltung. Dabei trägt das Zusammenspiel aus unzähligen Muskeln dazu bei und prägt bei jedem Menschen eine individuelle Haltung und Körperstatik.

Das Zusammenspiel zweier Muskeln beeinflusst dabei sehr häufig die Stellung der Großgelenke sowie der Wirbelsäule.

Früher wurde in diesem Zusammenhang von muskulärer Balance bzw. Dysbalance gesprochen, die auf entsprechenden Verkürzungen bzw. Abschwächungen der Muskulatur basierten.

Aktuell geht man vielmehr davon aus, dass die menschliche Haltung keine festgelegte Idealform hat. Vielmehr gibt es auch hier Freiheitsgrade, bei der vor allem die Wirbelsäule in ihrer originären Doppel-S-Form sowie in ihrem direkten Bezug zum Becken, mal mehr und mal weniger deutlich kyphosiert bzw. lordosiert.

Somit bewegt sich jeder Mensch im Rahmen seiner Statik individuell unterschiedlich und weist eigene Muskellängen- bzw. Muskelspannungsverhältnisse im Bereich des Rumpfes und der Extremitäten auf.

Erst wenn haltungsbezogene Beschwerden an den Gelenken oder der Wirbelsäule auftreten, sollte therapeutisch interveniert werden, wobei Kräftigung sowie Dehnung der entsprechenden Muskulatur zunächst das empfohlene Mittel der Wahl ist.

Einen Überblick der dabei entsprechend zugeordneten Muskulatur gibt Tabelle 2.

Die Ursachen haltungsbezogener Beschwerden sind dabei sehr vielschichtig und häufig das Resultat aus einseitiger Belastung in Training und/oder Beruf oder zu wenig Belastung der Muskulatur im Alltag. Notwendige überschwellige Reize werden demnach nicht ausreichend gesetzt oder steuern im Kontext der Haltung nicht alle beteiligten Muskeln im gleichen Maß an.

Tab. 2: Übersicht der zu dehnenden und zu kräftigenden Muskulatur bei haltungsbezogenen Beschwerden (nach Janda 1986)

Zu dehnende Muskeln	Zu kräftigende Muskeln
▸ Hals- und Nackenmuskeln	▸ Obere Rückenmuskeln
▸ Brustmuskeln	▸ Gerade Bauchmuskeln
▸ Großer Rückenmuskel	▸ Schräge Bauchmuskeln
▸ Untere Rückenmuskeln	▸ Untere Rückenmuskeln
▸ Gesäßmuskeln	▸ Gesäßmuskeln
▸ Hüftbeuger	
▸ Hinterer Oberschenkel	

Dies führt vor allem im Bereich der Wirbelsäule zu haltungsbedingten Beschwerden, die auf ein ungleiches Muskellängen- bzw. Muskelspannungsverhältnis entsprechender Muskelpaare zurückzuführen sind und dadurch die individuelle Statik beeinflussen:

- Im Bereich der HWS (Schulter-/Nackenmuskulatur)
- Im Bereich der BWS (Brustmuskulatur – obere Rückenmuskulatur)
- Im Bereich der LWS (Bauchmuskulatur – untere Rückenmuskulatur)
- Im Bereich der LWS (seitliche Bauchmuskulatur links – rechts)

Kurzfristig entwickeln sich daraus Haltungsschwächen an der Wirbelsäule, die durch ein ausgleichendes Training recht gut wieder zu beheben sind. Bleiben jedoch die Haltungsschwächen über einen längeren Zeitraum erhalten, so entwickeln sich Haltungsschwächen zu Haltungsschäden weiter, die i. d. R. therapeutisch behandelt werden müssen. Häufig zu beobachtende Haltungsschäden, die zu erhöhten Gelenkbelastungen oder ungleichen Druckverteilungen in den Bandscheiben führen, sind dabei insbesondere

- Rundrücken im Bereich der BWS
- Flachrücken oder Hohlkreuz im Bereich der LWS
- Skoliose im Bereich der gesamten Wirbelsäule

Auch muskuläre Verspannungen sowie allgemeine Rückenbeschwerden sind meist auf Haltungsschwächen zurückzuführen.

2 Ursachen von Rückenschmerzen

Aktuelle wissenschaftliche Studien belegen, dass vor allem Beschwerden und Erkrankungen im Bereich des aktiven und passiven Bewegungsapparates in den letzten Jahren stark zugenommen haben, wobei insbesondere die verschiedenen Rückenleiden zu einer neuen Volkskrankheit geworden sind.

Spielten Rückenschmerzen im späten 19ten und frühen 20ten Jahrhundert eine eher untergeordnete Rolle, so stellen sie mit weiteren Erkrankungen im Bereich der Wirbelsäule heute eine massive epidemiologische, medizinische und gesundheitsökonomische Herausforderung dar.

Nach der Gesundheitsberichterstattung des Bundes (2012) geben je nach Region rund 32% bis 49% der Bundesbürger an, zum aktuellen Zeitpunkt Rückenschmerzen zu haben (Stichtagsprävalenz). Nach dem selben Bericht geben zwischen 74% bis sogar 85% der Befragten an, davon mindestens schon einmal betroffen gewesen zu sein (Lebenszeitprävalenz).

Neuere Untersuchungen unterstreichen diesen anhaltenden Trend: So ergab eine Statista-Umfage zu Volkskrankheiten im Jahr 2019 unter Erwachsenen, dass 77% der Befragten in den letzten 6 Monaten mindestens einmal im Monat unter Rückenschmerzen gelitten haben.

Diese Angaben machen deutlich, dass Rückenschmerzen in Deutschland sehr weit verbreitet sind und praktisch jeder Bundesbürger mindestens einmal im Verlauf seines Lebens darunter leidet.

Charakteristisch für Rückenschmerzen ist, dass sie in den allermeisten Fällen (bei ca. 80 bis 90% der Betroffenen) zunächst spontan, d. h. auch ohne medizinische Interventionen, innerhalb von 4 bis 6 Wochen wieder abklingen. Rund zwei Drittel der Personen mit Rückenbeschwerden erleiden jedoch in der Folgezeit weitere Schmerzepisoden, so dass man davon ausgehen kann, dass früher aufgetretene Rückenbeschwerden ein wichtiger Risikofaktor für das zukünftige Auftreten von Rückenschmerzen sind.

2.1 Unspezifische Rückenbeschwerden

Obwohl Rückenschmerzen in Deutschland weit verbreitet sind, bleiben die eigentlichen Ursachen häufig unklar und sind auch durch modernste Untersuchungstechniken und bildgebende Verfahren oft nicht eindeutig zu identifizieren. Eindeutige Befunde wie z. B. Bandscheibenvorfälle oder andere, durch Infektionen, Brüche oder rheumatische Erkrankungen hervorgerufene strukturelle Veränderungen der Wirbelsäule können nur in etwa 15 bis 20% der Fälle diagnostiziert werden. Die weitaus größere Zahl der Patienten leidet an sogenannten unspezifischen Rückenbeschwerden, bei denen keine eindeutige Diagnose gestellt oder organische Ursachen identifiziert werden.

Aufgrund der hohen Fallzahlen an *unspezifischen Rückenbeschwerden* sind die Risikofaktoren für die Entstehung bzw. Chronifizierung von Rückenschmerzen nach heutigem Kenntnisstand nicht eindeutig zu klassifizieren.

Man geht jedoch davon aus, dass ein komplexes Zusammenspiel unterschiedlicher Parameter aus sozialen, psychologischen, arbeitsplatzbezogenen und individuellen Einflüssen verantwortlich ist, wobei jeder einzelne Parameter für sich noch keine Aussage über das Auftreten von Rückenbeschwerden zulässt.

Häufig sind die Ursachen der Erkrankung eng mit den Lebens- und Arbeitsbedingungen bzw. unserem Lebensstil verbunden. Von großer Bedeutung ist in diesem Zusammenhang der Bewegungsmangel im Alltag.

Infolge der fortschreitenden Industrialisierung, Automatisierung und Technisierung vieler Arbeitsabläufe wird der Mensch in vielen Berufen körperlich weniger gefordert. Auch im privaten Alltag sind körperliche Arbeit und Bewegung weitgehend durch technische Geräte ersetzt worden. Autos, Aufzüge und Rolltreppen nehmen uns häufig sogar die eigene Fortbewegung ab. Hinzu kommen in vielen Berufen monotone und einseitige körperliche Belastungen (z. B. Heben und Bücken bei Material- oder Patientenbewegungen).

Laut DKV-Report (2022) sitzt der Bundesbürger im Tagesdurchschnitt ca. 8,5 Stunden. Und auch das Aktivitätsniveau bei sitzender Tätigkeit hat sich mittlerweile auf 1500 Schritte am Tag reduziert. Die nationalen Bewegungsempfehlungen der BzGA (2019) von mindestens 150 Minuten moderater oder 75 Minuten intensiver sportlicher Aktivität pro Woche, erreichen in Deutschland aktuell zwischen 20 und 25 Prozent der Bevölkerung.

Körperliche Inaktivität ist somit ein zentraler und massiver Risikofaktor für das Auftreten vieler gesundheitlicher Probleme der modernen Zeit, insbesondere im Kontext von Rückenbeschwerden.

Neben diesen physischen Determinanten stellen aber auch zunehmend die psychischen Belastungen im Alltag oder am Arbeitsplatz eine wichtige Ursache vieler

Beschwerden dar. Mentale und emotionale Einflüsse oder private sowie beruflich bedingte Stresssituationen übertragen sich häufig auf den Körper und lösen dort vermehrt z. B. schmerzhafte Verspannungen, Kopfschmerzen oder eben Rückenbeschwerden aus.

Einen umfassenden Überblick der Risikofaktoren sowie deren Qualifizierung im Kontext von unspezifischen Rückenbeschwerden gibt Tabelle 3.

Tab. 3: Risikofaktoren für das Auftreten oder die Chronifizierung von unspezifischen Rückenbeschwerden (modifiziert nach Pfeiffer, 2007)

Risikofaktorstatus: wahrscheinlich	Risikofaktorstatus: unwahrscheinlich
Soziale Einflussfaktoren	
‣ Schichtzugehörigkeit ‣ Ausbildungsniveau	‣ Kultureller Hintergrund ‣ Familiärer und sozialer Rückhalt ‣ Arbeitslosigkeit
Psychologische Einflussfaktoren	
‣ Depressionen ‣ Psychische Beeinträchtigungen (Distress) ‣ Furchtvermeidungsdenken ‣ Katastrophisierung ‣ Sexueller und körperlicher Missbrauch	‣ Intelligenz und Persönlichkeitsmerkmale
Individuelle Einflussfaktoren	
‣ Vorangegangene Rückenschmerzen ‣ Beeinträchtigende Komorbidität ‣ Bewegungsmangel ‣ Mangelnde körperliche Fitness ‣ Rauchen	‣ Alter ‣ Geschlecht ‣ Körpergröße
Arbeitsplatzbezogene Einflussfaktoren	
‣ Ganzkörpervibration ‣ Bücken und Drehen ‣ Material- bzw. Patientenbewegung (Heben, Tragen, Ziehen, Schieben) ‣ Psychosoziale Arbeitsplatzbelastung (Arbeitszufriedenheit, mangelnde soziale Unterstützung am Arbeitsplatz)	‣ Sitzende Tätigkeiten

2.2 Spezifische Rückenbeschwerden

Neben dem Großteil der unspezifischen Rückenbeschwerden kommt es bei etwa 15 bis 20 Prozent der Betroffenen zur genauen Identifikation von Rückenbeschwerden oder konkreten Erkrankungen. Neben dem Bandscheibenvorfall gehören folgende Beschwerde- und Krankheitsbilder in die Kategorie der spezifischen Rückenbeschwerden:

- Muskelverspannungen
- Hexenschuss (Lumbago)
- Haltungsschäden
- Fehlhaltungen
- Verschleißerscheinungen

2.3 Der Bandscheibenvorfall

Ein Bandscheibenvorfall wird zu den Verschleißerkrankungen gezählt, weil es zumeist degenerative Prozesse sind, die bewirken, dass eine Bandscheibe aus ihrer natürlichen Form gerät, sich verlagert und dabei auf einen Nerv drücken kann (vgl. Abb. 4).

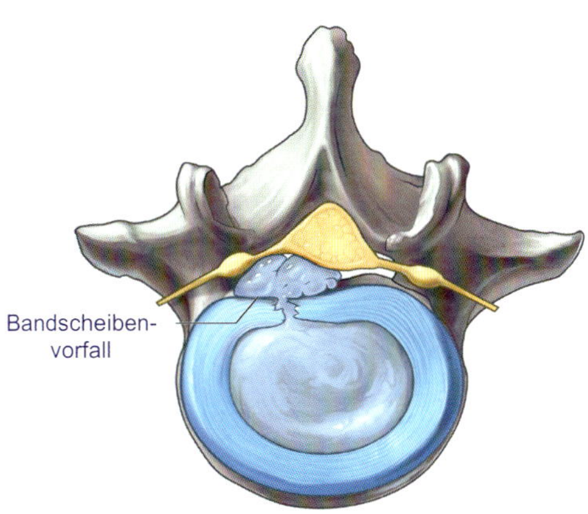

Abb. 4: Querschnitt durch Bandscheibe und Rückenmark (Quelle: Kunert)

Die meisten Bandscheibenvorfalle ereignen sich an den am stärksten druckbelasteten unteren Lendenwirbeln. Die Halswirbelsäule ist nur selten und die Brustwirbelsäule so gut wie nie betroffen.

Neben dem natürlichen Alterungsprozess spielen Bewegungsmangel und die einseitige Belastung eine entscheidende Rolle in der Entstehung eines Bandscheibenvorfalls, denn beides erschwert den Stoffwechsel der Bandscheiben.

Häufig führt das dazu, dass der Faserring (Anulus fibrosus), der den Gallertkern der Bandscheibe (Nucleus pulposus) umgibt, mit der Zeit verschleißt, also rissig und spröde wird. Der unter hohem Druck stehende Gallertkern verliert zunehmend an Flüssigkeit, die Bandscheibe wird schmaler. Ihre geringe Elastizität führt dazu, dass sich der Gallertkern nicht mehr in seine neutrale Position rückverlagert, sondern vorgewölbt bleibt.

Irgendwann gibt die Bandscheibe nach, die Faserhülle reißt ein und das Gewebe tritt aus. Wenn diese Substanz auf einen Spinalnerv drückt, kommt es zu Nervenschmerzen bzw. zu Schmerzen in der vom Nerv versorgten Körperregion.

Viele Bandscheibenvorfälle verlaufen jedoch schmerzfrei und bleiben deshalb unbemerkt. Ob ein Bandscheibenvorfall Beschwerden macht, hängt davon ab, wohin die Bandscheibe bzw. deren Kern austritt und ob es zum Druck auf einen schmerzauslösenden Nerv kommt. Laut Fachleuten wird bei etwa 40 Prozent der über 35-Jährigen ein beschwerdefreier Bandscheibenvorfall im Rahmen anderer Diagnostiken per Zufall entdeckt.

2.4 Diagnosemöglichkeiten

Da Rückenschmerzen sehr unterschiedliche Ursachen haben können, ist die Diagnosesicherung für den weiteren Therapieverlauf von entscheidender Bedeutung. Hier haben sich zunächst unterschiedliche Verfahren der medizinischen Bildgebung etabliert. Die drei am meisten dafür eingesetzten apparativen Untersuchungsmethoden sollen im Folgenden kurz erläutert werden.

Röntgen

Das konventionelle Röntgen mit einer vorzugsweise stehenden/sitzenden frontalen (anterior-posterior (a. p.) und seitlichen (lateralen) Aufnahme ist die bis heute

am meisten verwendete Methode zur Beurteilung insbesondere der knöchernen Strukturen der Wirbelsäule. Hierbei lassen sich nicht nur die Wirbelform, sondern auch die Stellung der Wirbelkörper zueinander hinsichtlich einer Achsenverschiebung oder Distanz beurteilen. Ein geminderter Abstand der Wirbelkörper zueinander lässt zum Beispiel eine degenerierte Bandscheibe vermuten, die wiederum ein Hinweis für das Vorliegen eines möglichen Bandscheibenvorfalls sein kann. Gleichermaßen weisen zu einander versetzt angeordnete Wirbel oder Krümmungen des Wirbelsäulenprofils auf angeborene oder erworbene Deformitäten hin, die als Ursache für Rückenschmerzen in Betracht gezogen werden sollten. Dies gilt selbstverständlich auch für den Nachweis eines Wirbelbruches, der meist mit einer Änderung der Wirbelform einhergeht.
So stellt das konventionelle Röntgen in der Diagnostik von Rückenschmerzen ein elementares Werkzeug dar, welches ohne großen apparativen Aufwand bereits wegweisende Informationen liefert.

CT

Als Computertomografie (CT) wird ein auf Röntgenstrahlen basierendes Schichtbildgebungsverfahren bezeichnet, welches durch die unterschiedliche Kontrastierung des Gewebes aufgrund der gewebespezifischen Durchlässigkeit der Röntgenstrahlen für fast jede Fragstellung in der Beurteilung von Organ- und Gewebsveränderungen geeignet ist. Durch die wenige Millimeter dicke Schichtung lassen sich entsprechende Veränderungen exakt lokalisieren und in ihrer räumlichen Abgrenzung sogar dreidimensional abbilden. In Bezug auf die Wirbelsäule können dabei die knöchernen Veränderungen der Wirbel, bzw. auch des Wirbelkanals beurteilt werden. Die nervalen Strukturen sind durch ihre feine Struktur nicht immer gut abgrenzbar, so dass die CT in manchen Fragestellungen einer MRT unterlegen ist. Dennoch ist es ein etabliertes Verfahren, was insbesondere bei metallischem Material im Körper (z. B. Herzschrittmacher) eine gute Beurteilung der Wirbelsäule und seinen angrenzenden Strukturen zulässt.

MRT

Die Magnetresonanztomografie (MRT) oder auch Kernspintomografie ist ebenfalls ein schichtbildgebendes Verfahren, welches auf der Messung von gewebetypischen Signalen in einem definierten Magnetfeld basiert und vor allem zur Darstellung der Weichteilstrukturen an der Wirbelsäule (Bandscheiben, Bandstrukturen, Muskulatur, Nerven, etc.) geeignet ist. So lassen sich Organ- und Gewebsstrukturen sowie deren Veränderungen durch ihre unterschiedlichen Kontrasteigenschaften in einzelnen, wenige Millimeter dicken Schichten abbilden und detailliert analysieren. Insbesondere lässt sich hiermit ein Bandscheibenvorfall in seiner Größe und seiner Lage zu entsprechendem Nervengewebe beurteilen und so z. B. ein kausaler Zusammenhang zu den geäußerten Beschwerden herstellen. Da insbesondere Flüssigkeiten einen je nach Wichtung starken Bildkontrast liefern, lassen sich auch knöcherne Strukturen, wie z. B. bei einem Trauma, hinsichtlich einer akuten versus einer chronischen Veränderung analysieren. Grundsätzlich lassen jedoch durch die MRT identifizierte Veränderungen von Größe, Lage und Beschaffenheit des Gewebes keinerlei Aussagen zu einer damit einhergehenden Beschwerdesymptomatik, insbesondere der erlebten Schmerzintensität, zu.

Neben den bildgebenden Verfahren sind auch biomechanische sowie funktionelle Bewegungsanalysen wichtig, um den aktuellen Gesundheitsstatus der Wirbelsäule zu erfassen und daraus entsprechende Therapieansätze ableiten zu können.

Allgemeine Funktionsanalyse

In der Funktionsanalyse geht es hauptsächlich darum, die Bewegungsfunktion der Wirbelsäule in den Segmenten der HWS, BWS und LWS zu bewerten. Dazu werden folgende Bewegungsfunktionen getestet und ggfs. die einzelnen Bewegungen auf einer Schmerzskala (keine Schmerzen = 0/maximale Schmerzen = 10) erfasst:

- Rotation
- Extension/Flexion
- Lateralflexion

Muskelfunktionsanalyse

Wie bereits erläutert, trägt das Zusammenspiel aus unzähligen Muskeln zur aufrechten Körperhaltung bei und prägt bei jedem Menschen eine individuelle Haltung und Körperstatik.

Dies gilt vor allem auch für die Wirbelsäule, für dessen Haltung viele Spannungs- und Längenzustände der Muskulatur verantwortlich sind (vgl. Tab. 2).

Um diese zu testen haben sich in der Sportmedizin verschiedene apparative und manuelle Muskelfunktionstests etabliert, die einerseits Kraftverhältnisse und andererseits Längenverhältnisse der Muskulatur evaluieren. Darauf aufbauend können Therapie- und Trainingspläne entwickelt werden, um optimale individuelle statische Voraussetzungen der Körperhaltung zu schaffen.

2.5 Therapieverfahren

Die Therapie eines Bandscheibenvorfalls ist entscheidend für den Heilungsprozess und orientiert sich am Schweregrad der Erkrankung.

Konservative Therapie

Die konservative Akutbehandlung eines Bandscheibenvorfalls ist die erste Behandlungsstufe der Therapie und entspricht der eines „Hexenschusses" oder der sogenannten Ischialgie.

Hierbei wird primär der Druck des austretenden Materials auf den beteiligten Nerv durch entlastende und dehnende Maßnahmen in der Physiotherapie reduziert, wonach die zum Schutz verspannte Muskulatur entkrampfen kann. Da in den meisten Fällen der Bandscheibenvorfall aus dem flüssigkeitsreichen Anteil des Nucleus pulposus besteht, zielt die konservative Therapie auf das Austrocknen dieses „vorgefallenen" Gewebeanteils ab. Dies ist in aller Regel ein sehr geduldfordernder Prozess, der einige Wochen in Anspruch nehmen kann. Eine solche Aussage zu akzeptieren ist sicher nicht einfach, wenn der akute Schmerz überwältigend erscheint. Doch auch ein Bandscheibenvorfall ist ein vorübergehendes Ereignis, infolge dessen sich die Beschwerden im Gegensatz zu anderen Krankheiten nicht verschlechtern, sondern sich am ehesten zurückbilden. Es kommt also darauf an, für eine begrenzte Zeit so gut wie möglich mit ihnen leben zu lernen. In dieser Zeit helfen schmerz- und entzündungshemmende Medikamente oder gezielte Spritzen, die die Irritation der beteiligten Nerven etwas mildern.

Klingen die Schmerzen nach einigen Tagen ab, gilt es, allgemeine Aktivität und Bewegung sowie kräftigende und mobilisierende Übungen in die Physiotherapie zu integrieren.

Betroffene sollten ausprobieren, was ihnen guttut. Besonders vorsichtig sollte man als Therapeut Übungen mit Rotationen der Wirbelsäule und mit hohen Druckbelastungen (z. B. durch schwere Gewichte oder ungünstige Hebelwirkungen) dosieren.

In allen Fällen, in denen Schmerzen jedoch mit einer Taubheit oder Lähmungserscheinung einhergehen oder aber auch mehr als 3 bis 4 Wochen trotz o. g. Maßnahmen andauern, ist dringend eine ärztliche Untersuchung anzuraten.

Operation

Sollten die Beschwerden trotz adäquater konservativer Therapie nicht abklingen oder die Ausfall- und Lähmungserscheinungen schwerwiegend sein, so ist eine Operation als nächste Stufe der Behandlung eines Bandscheibenvorfalls anzuraten.

Die heute hierfür zur Verfügung stehenden Verfahren haben unabhängig von ihrer Vorgehensweise allesamt das gleiche Ziel – nämlich den Nerv von dem auf ihn lastenden Druck zu entlasten!

In den vergangenen Jahren haben sich hierzu sogenannte minimalinvasive Verfahren etabliert, die entweder mikroskopisch oder endoskopisch unterstützt durchgeführt werden. Hierbei wird über einen kleinen Hautschnitt am Rücken der Zugang zur Wirbelsäule geschaffen und je nach Lage des vorgefallenen Bandscheibengewebes dieses mechanisch entfernt oder thermisch (z. B. mittels Laser) zum Schrumpfen gebracht. In manchen Fällen ist es darüber hinaus notwendig, auch die knöcherne Begrenzung des Spinalkanals zu erweitern, um dem Nerv ausreichend Platz zu schaffen. In aller Regel bleiben dabei die für die Beweglichkeit relevanten Strukturen erhalten. Die Wahl des Verfahrens richtet sich im Wesentlichen nach der Lage des Vorfalls (intraspinal, intraforaminal, extraforaminal) und eventuell gleichzeitig bestehenden degenerativen Veränderungen, die unter Umständen kausal mit berücksichtigt werden müssen.

3 Medical-Fitness-Training zur Prävention und Rehabilitation von Bandscheibenvorfällen

Da die Ursachen von Rückenbeschwerden wie beschrieben mannigfaltig sind und aus unterschiedlichen Einflussfaktoren bestehen, bedarf es im konzeptionellen Rückentraining sowohl in der Prävention, als auch in der Rehabilitation, eines ganzheitlichen Ansatzes. Nur so kann man den modernen und medizinischen Ansprüchen, die an ein entsprechendes Training gerichtet werden, gerecht werden.

Insbesondere den physischen Trainingsinhalten (Training der konditionellen Fähigkeiten) sowie psychischen Ansätzen (Elemente der Körperwahrnehmung und Entspannung) kommt dabei eine besondere Bedeutung zu.

3.1 Was ist Medical Fitness

Der Begriff Medical Fitness hat sich in den letzten Jahren etabliert und vereint die medizinischen Ansätze einer individuellen Therapie mit den modernen und wissenschaftlich fundierten Inhalten eines aktiven und körperlichen Trainings.
Gerade bei orthopädischen Erkrankungen und/oder Verletzungen, zu denen auch ein Bandscheibenvorfall zählt, macht diese Herangehensweise Sinn und zeigt, wie wichtig ein dosiertes Maß an Belastung durch Bewegung sowohl in der Therapie (Rehabilitation), wie auch in der Gesundheitsförderung (Prävention) ist.
Medical Fitness ist somit ein Teilbereich im Gesundheitssport und wirkt auf die Gesundheit einerseits wiederherstellend (Rehabilitation) oder andererseits erhaltend (Prävention).

Nachfolgend wird der Begriff Medical Fitness definiert.

Medical Fitness

Medical Fitness ist ein Teilbereich des Gesundheitssports und beschreibt ein strukturell ganzheitlich orientiertes Training zur Wiederherstellung oder zum Erhalt der physischen Gesundheit. Im Rahmen der subjektiven Belastungsfähigkeit und des subjektiven Wohlbefindens, zielt es ausgewogen auf den Erhalt und die Verbesserung der konditionellen Fähigkeiten (Koordination, Kraft, Ausdauer und Beweglichkeit) und bietet bei Bedarf zusätzlich Raum zur Körperwahrnehmung und Entspannung.

3.2 Belastungsdosierung im Training

Die Belastungsdosierung im Training orientiert sich grundsätzlich an den individuellen Voraussetzungen des Trainierenden. Dabei gilt es nachfolgende Punkte zu berücksichtigen:

- Aktueller Gesundheitszustand
- Aktuelle Belastbarkeit
- Aktueller Trainingszustand
- Trainingserfahrung

Insbesondere im Kontext eines Bandscheibenvorfalls muss hier differenziert werden, ob das Ziel des Trainings die Verhinderung eines solchen im Sinne der Prävention ist, oder ob das Training eine rehabilitative Maßnahme während eines akuten oder ausgeheilten Bandscheibenvorfalls darstellt.

Anhand dieser Beurteilung des aktuellen Gesundheitszustandes wird für das Training die Belastbarkeit abgeleitet. Die Auswahl des Übungsgutes erfolgt dann weiterhin anhand des aktuellen Trainingszustandes sowie der allgemeinen Trainingserfahrung.

Dabei spielt vor allem die Trainingserfahrung eine wesentliche Rolle, denn je größer diese ist, desto besser sind i.d.R. Körperwahrnehmung bzw. Körper- und Bewegungsgefühl.

Egal ob Prävention oder Rehabilitation, das Medical-Fitness-Training wird unter trainingswissenschaftlichen Gesichtspunkten strukturiert, die nachfolgend dargestellt werden.

Um diese eher allgemein gefassten Belastungsnormative aus der Trainingswissenschaft auf die Anforderungen in der Prävention bzw. Rehabilitation von Bandscheibenvorfällen anzupassen, ist eine entsprechende Binnendifferenzierung anhand des subjektiven Anstrengungsempfindens sinnvoll.

Tab. 4: Belastungsnormative im Medical-Fitness-Training

Belastungs-normativ	Beschreibung	Methodische Empfehlung
Intensität	Die Belastungsintensität wird über die subjektiv empfundene Belastung definiert und ist abhängig vom Gesundheitszustand sowie von der Wahrnehmung des Trainierenden	In Bezug auf die Trainingsziele liegt die Belastungsempfehlung in Anlehnung an die Dosis-Wirkungs-Beziehung im Bereich von **leicht bis moderat** bzw. **moderat bis intensiv** (vgl. Abb. 7)
Dauer	Die zeitliche Einheit jeder Übung beschreibt die Belastungsdauer. Sie definiert, wie lange eine Übung umgesetzt wird bzw. wie viele Wiederholungen einer Übung innerhalb des Durchganges ausgeführt werden.	In Abhängigkeit der Belastungsintensität werden innerhalb eines Durchganges zwischen **15 bis 25 Wiederholungen** durchgeführt. Dies entspricht im normalen Training einer Belastungsintensität von 65 bis 75 Prozent der maximalen Leistungsfähigkeit und beschreibt demnach ein Kraftausdauertraining (vgl. Abb. 8). Die zeitliche Dauer erstreckt sich dabei von etwa **30 bis 60 Sekunden**.
Umfang	Der Umfang einer Belastung wird über die Häufigkeit der einzelnen Durchgänge einer Übung pro Trainingseinheit definiert.	Im Medical-Fitness-Training werden trainingswissenschaftlich **1 bis 3 Durchgänge** pro Übung empfohlen. Die Effektivität der Übung steigt dabei mit der Anzahl der Durchgänge leicht an.
Dichte	Als Belastungsdichte wird die Pausenlänge zwischen den Durchgängen einer Übung beschrieben.	Um eine ausreichende Erholung zwischen den einzelnen Durchgängen einer Übung zu gewährleisten, liegt die Pausenlänge **zwischen 45 und 60 Sekunden**.

Gerade bei Trainingseinsteigern ist es in diesem Kontext zunächst wichtig, die daraus resultierenden körperlichen Reaktionen auf eine entsprechende Belastung zu verdeutlichen. Sehr anschaulich wird dies über zentrale Körperfunktionen gesteuert, die unmittelbar spürbar wahrgenommen werden:

- Steigende Körpertemperatur
- Zunehmende Schweißproduktion
- Schnellere Herzfrequenz
- Erhöhte Atemfrequenz
- Belastung ist deutlich spürbar
- Gesteigertes Durstempfinden

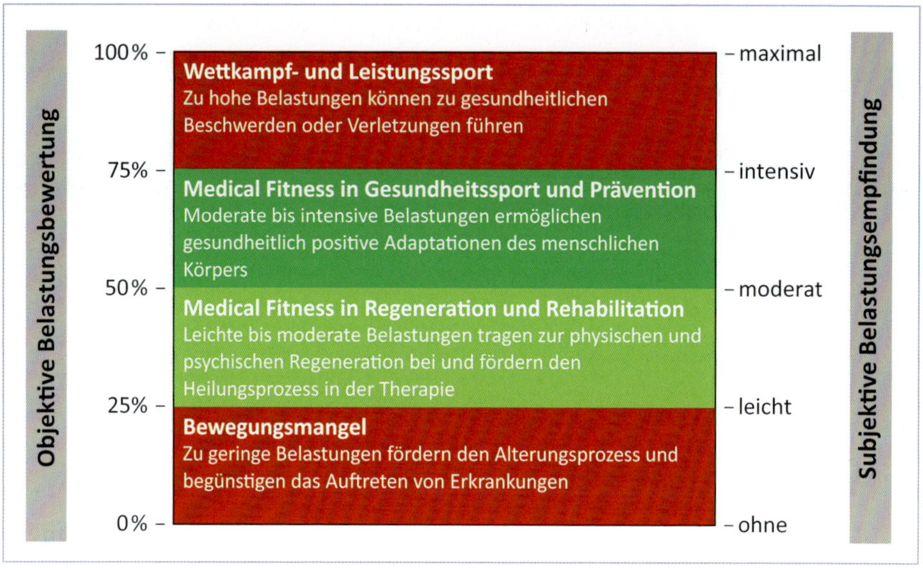
Objektive Belastungsbewertung
100% –
75% –
50% –
25% –
0% –
Wettkampf- und Leistungssport
Zu hohe Belastungen können zu gesundheitlichen Beschwerden oder Verletzungen führen
Medical Fitness in Gesundheitssport und Prävention
Moderate bis intensive Belastungen ermöglichen gesundheitlich positive Adaptationen des menschlichen Körpers
Medical Fitness in Regeneration und Rehabilitation
Leichte bis moderate Belastungen tragen zur physischen und psychischen Regeneration bei und fördern den Heilungsprozess in der Therapie
Bewegungsmangel
Zu geringe Belastungen fördern den Alterungsprozess und begünstigen das Auftreten von Erkrankungen
– maximal
– intensiv
– moderat
– leicht
– ohne
Subjektive Belastungsempfindung

Abb. 5: Objektive und subjektiv empfundene Belastungsintensitäten in Abhängigkeit ihrer Wirkungen

Hilfreich ist in diesem Kontext auch die Orientierung an Werten für ein effizientes Kraftausdauertraining, welches die Trainingsmethodik beschreibt.

Dabei ist die Bewertung der Bewegungsqualität und Belastungsempfindung im Bereich eines Kraftausdauertrainings in der Differenzierung zwischen Maßnahmen der Prävention bzw. Rehabilitation entscheidend.

So wird in der Prävention die letzte Wiederholung (von 15 bis 25 Wiederholungen) eines Übungsdurchganges als finale Bewegung wahrgenommen, nach der

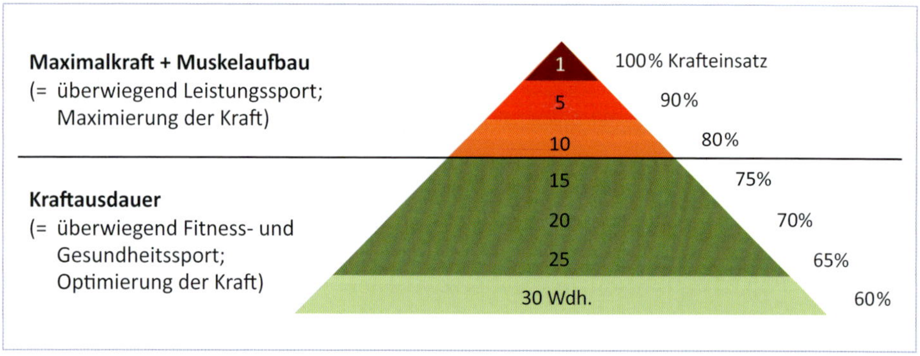

Abb. 6: Belastungsintensität im Krafttraining in Abhängigkeit von der Wiederholungszahl

aufgrund von physischer Erschöpfung keine weitere Wiederholung mehr erfolgen kann. Dies führt zu optimalen Belastungsreaktionen und Anpassungen des Körpers auf das Training.

In der Rehabilitation hingegen werden ebenfalls 15 bis 25 Wiederholungen umgesetzt, bei denen jedoch nach der letzten Wiederholung durchaus noch Potenzial für mindestens 10 bis 15 weitere Wiederholungen vorhanden wäre. So wird eine Überlastungssituation aufgrund des aktuellen Gesundheitszustandes am Patienten verhindert.

3.3 Inhalte und Aufbau des Trainings

Medical-Fitness-Training zur Reduzierung von Beschwerden nach einem Bandscheibenvorfall in der Rehabilitation oder zur Vorbeugung und Vermeidung eines solchen in der Prävention ist vor dem zuvor beschriebenen Hintergrund sehr komplex und sollte grundsätzlich folgende Inhalte berücksichtigen.

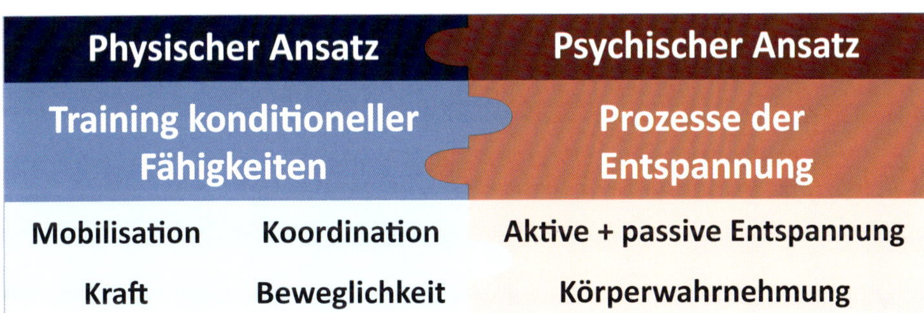

Abb. 7: Inhalte im Medical-Fitness-Training nach dem ganzheitlichen Ansatz

In der Umsetzung der einzelnen Inhalte gilt es aber, wie zuvor, nach der Ausrichtung der Prävention oder der Rehabilitation zu differenzieren.

Während in der Prävention insbesondere die physischen Inhalte gleichwertig nebeneinanderstehen und aufbauend innerhalb einer Trainingseinheit angewandt werden können, so muss in der Rehabilitation zwangsläufig auf den aktuellen Gesundheitszustand und der daraus resultierenden Belastbarkeit Rücksicht genommen werden.

Daraus ergeben sich zwei unterschiedliche Herangehensweisen in der Trainingsplanung.

Trainingsplanung in der Prävention

Die Trainingsplanung in der Prävention fokussiert sich eher auf die einzelne Trainingseinheit als Mikrozyklus (vgl. Abb. 8), in der alle physischen Komponenten nacheinander angesteuert werden. Dabei orientiert sich die Auswahl der Übungen am aktuellen Trainingszustand sowie der individuellen Trainingserfahrung.

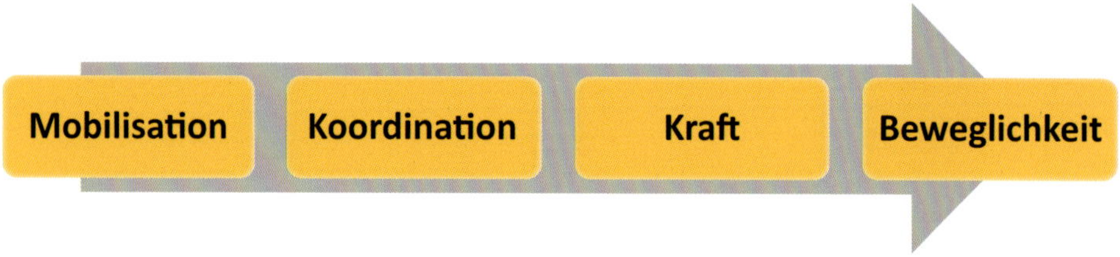

Abb. 8: Training der physischen Komponenten innerhalb einer einzelnen Trainingseinheit der Prävention

Trainingsplanung in der Rehabilitation

In der Rehabilitation muss sich die Trainingsplanung zwangsläufig am aktuellen Gesundheitszustand und der daraus resultierenden Belastbarkeit orientieren. Dies führt dazu, den gesamten Therapieprozess in Form eines Makrozyklus (vgl. Abb. 11) über mehrere Wochen zu betrachten, in der alle physischen Komponenten aufeinander aufbauend eingesetzt werden. Dabei kann es je nach individuellem Heilungsprozess und Gesundheitszustand zu Abweichungen und Verschiebungen der Wochenplanung kommen.

Nachfolgend werden die einzelnen Trainingsbausteine beschrieben:

Mobilisation

Übungen der Mobilisation gehören aus sportwissenschaftlicher Sicht nicht zu den konditionellen Fähigkeiten, werden aber in Bezug auf das Medical-Fitness-Training, insbesondere bei Bandscheibenproblemen, dem physischen Ansatz zugeordnet.
Dabei handelt es sich um Bewegungen, die den passiven Bewegungsapparat in Bewegung bringen. Dies ist besonders während oder im Anschluss an eine Schmerzperiode wichtig, da hierbei meist der Bewegungsradius im entsprechenden Bereich der Wirbelsäule eingeschränkt ist. Doch auch zur Vorbeugung und Vermeidung von Bandscheibenproblemen sind mobilisierende Übungsformen

wichtig, da sie die Bandscheiben im Rahmen des Flüssigkeitsaustausches mit Nährstoffen versorgen und so ein Austrocknen verhindern.
Gleichzeitig dienen Mobilisationsübungen der Vorbereitung auf Inhalte des Koordinations- oder Krafttrainings. Darüber hinaus können sie zwischen einzelnen Übungen zur aktiven Erholung genutzt werden.

Koordination

Das Training der Koordination ist ein wesentlicher Bestandteil des Medical-Fitness-Trainings. So fördern entsprechende Übungsformen das ökonomische Zusammenspiel einzelner Muskelgruppen und entwickeln die Abstimmung von Teilbewegungen bei komplexen oder rhythmischen Bewegungsabläufen. Dies ist gerade in der Rehabilitation von Bandscheibenproblemen von großer Bedeutung, da häufig auf der Basis von Schmerzen mit Schonhaltungen oder Ausgleichsbewegungen reagiert wird, die dann als Alltagsbewegung abgespeichert werden. Hier die korrekte Haltung oder Bewegung wieder zu erlernen ist wesentlicher Bestandteil dieser Übungen.
Darüber hinaus kommt es fast ausschließlich durch Balance- und Gleichgewichtsübungen zur Aktivierung der tiefliegenden Rumpfmuskulatur und damit zur segmentalen Stabilisierung der Wirbelsäule in der Prävention und Rehabilitation von Bandscheibenproblemen.

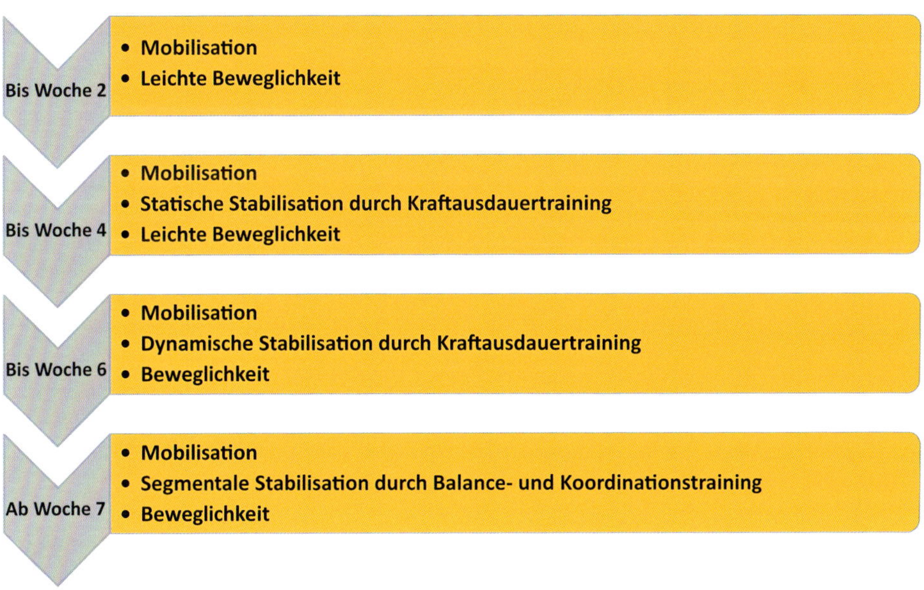

Abb. 9: Training der physischen Komponenten innerhalb einer Wochenplanung der Rehabilitation

Kraft

Im Bereich der Kraft geht es einerseits um den Erhalt sowie die Verbesserung des Stütz-, Halte- und Bewegungsapparates, wobei der Rumpfmuskulatur eine besondere Bedeutung im Rückentraining zukommt. Andererseits werden aber auch die gelenkstabilisierenden Muskelgruppen der oberen und unteren Extremitäten gekräftigt. Vor dem Hintergrund, dass dies in der Regel auch die Muskelgruppen sind, die zur Abschwächung neigen und daher vornehmlich gekräftigt werden müssen, kommt dem Training der Kraftfähigkeit im Gesundheitssport eine wesentliche Rolle zu (vgl. Tab. 2).
Inhaltlich geht es dabei um das statische Halten (statische Stabilisation) bzw. dynamische Überwinden (dynamische Stabilisation) von Widerständen und zielt auf ein ausgewogenes Ganzkörpertraining ab. Im Mittelpunkt stehen dabei zunächst Trainingsinhalte der Kraftausdauer, die später dann gezielt und dosiert in leichten Muskelaufbau übergehen können, um individuell optimale Kraftverhältnisse zu schaffen.
Hinzu kommen die positiven Auswirkungen auf den passiven Bewegungsapparat, wo durch den Wechsel von Druck- und Zugbelastungen immer wieder auch Auf- und Umbauprozesse in Knorpel- sowie Knochenstrukturen zu beobachten sind und so zur nachhaltigen Stabilität beitragen.

Beweglichkeit

Das Training der Dehnfähigkeit durch die Methode des statischen Dehnens, zielt zum einen auf den allgemeinen Erhalt sowie die Verbesserung der Beweglichkeit. Zum anderen geht es um die Wiederherstellung der individuellen Körperstatik, die bei einem Ungleichgewicht an Muskellängen bestimmter Muskelpaare immer wieder auch Ursachen vieler körperlicher Probleme oder Beschwerden sein kann. Ähnlich dem Training der Kraftfähigkeit werden hierbei die Muskeln des Stütz-, Halte- und Bewegungsapparates gedehnt (vgl. Tab. 2).
Gerade im modernen Rückentraining erlebt das Muskellängentraining gerade eine Renaissance und trägt vor allem im Bereich der hinteren Oberschenkel, des unteren Rückens sowie der Gesäß- und Hüftbeugemuskulatur zur Schmerzlinderung oder gar Beschwerdefreiheit bei Bandscheibenproblemen bei.

Aktive und passive Entspannung

Inhalte der aktiven und passiven Entspannung ergänzen im Medical-Fitness-Training das Training der konditionellen Fähigkeiten und bieten den Menschen im stressigen Alltag immer wieder Raum zur körperlichen und kognitiven Regeneration.

So werden die durch Stress aufgebauten Aktionspotenziale über das vegetative Nervensystem wieder heruntergefahren, so dass Körper und Geist zur Ruhe kommen. Zu diesen Aktionspotenzialen zählen

- Erhöhung der Atemfrequenz
- Steigerung der Körpertemperatur
- Ansteigen des Blutdrucks
- Schnellere Herzfrequenz
- Gesteigerter Muskeltonus

Dabei muss man grundsätzlich zwischen den aktiven und passiven Entspannungsmethoden unterscheiden.
Bei den aktiven Entspannungsmethoden ist der Übende direkt und somit auch aktiv an den Prozessen der Entspannung beteiligt.
Die passiven Entspannungsmethoden beteiligen den Übenden hingegen nur indirekt. Einen unvollständigen Überblick über aktive und passive Entspannungsmethoden bietet Tabelle 5.

Tab. 5: Ausgewählte Methoden und Techniken zur aktiven und passiven Entspannung

Aktive Entspannung	Passive Entspannung
Atementspannung	Autogenes Training
Progressive Muskelentspannung	Körperreise
Yoga	Fantasiereise
Thai Chi	Massage
Qi Gong	Meditation
Faszientraining	Sauna

Körperwahrnehmung

Sich des eigenen Körpers bewusst zu sein und dabei die eigene Körperhaltung oder Spannungszustände der Muskulatur zu spüren, ist vielen Menschen im schnelllebigen modernen Alltag häufig verloren gegangen.
Somit werden im Medical-Fitness-Training immer wieder die Aufmerksamkeiten auf diese Punkte gelenkt, um einerseits Körperhaltung und Muskelspannung wahrzunehmen und anderseits dann auch entsprechend gegensteuern zu können.

4 Praktische Übungsformen im Medical-Fitness-Training

Die nachfolgend beschriebenen praktischen Übungsformen zum Medical-Fitness-Training wurden unter besonderer Berücksichtigung aktueller sportmedizinischer und -wissenschaftlicher Erkenntnisse ausgewählt und ermöglichen ein effektives und problemloses Rückentraining. Um jedoch mögliche Schwerpunkte des Trainings oder eventuelle Einschränkungen berücksichtigen zu können, wird die Rücksprache mit dem behandelnden Arzt oder Therapeut empfohlen.
Darüber hinaus ist es für das Training ratsam, einige grundsätzliche oder auch vorbereitende Dinge zu beachten, die nachfolgend beschrieben werden.

Der Übungsplatz

Richten Sie sich einen sicheren Übungsplatz ein. Dabei gilt es, einige Punkte zu berücksichtigen:

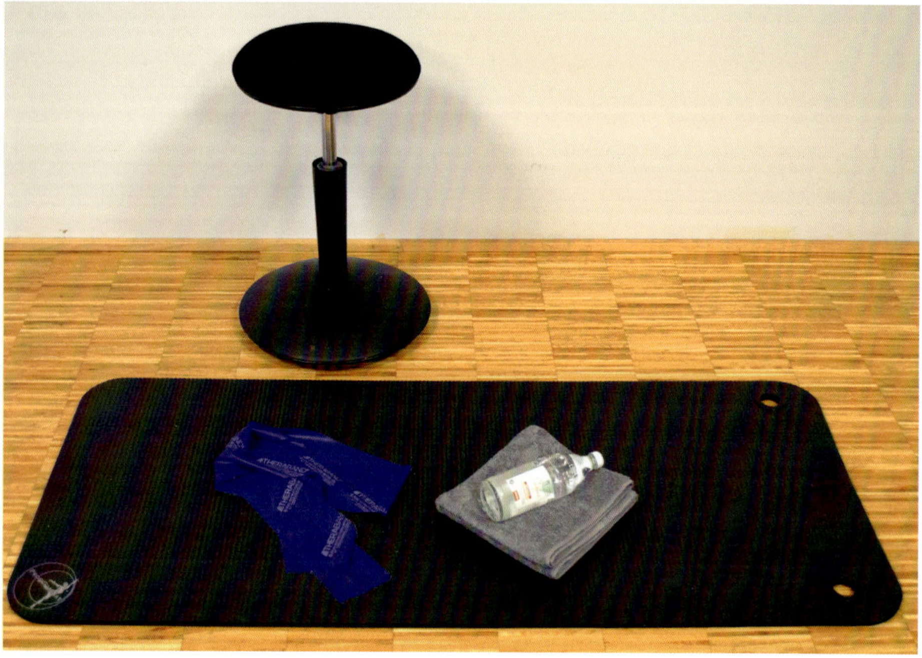

Abb. 10: Die optimale Gestaltung des Übungsplatzes

- Der Übungsplatz sollte leicht erreichbar und begehbar sein. Räumen Sie Hindernisse zur Seite, die ein Gefahrenpotenzial in sich bergen.

- Achten Sie auf ausreichend Platz für die Durchführung der Übungen.

- Besorgen Sie sich eine weiche Unterlage, auf der Sie mögliche Bodenübungen bequem durchführen können. Hierzu eignet sich insbesondere eine entsprechende Gymnastikmatte.

- Legen Sie ein großes Handtuch bereit, welches Sie ggfs. als Unterlage oder auch in zusammengerollter Form als Polster für den Nackenbereich oder die Kniekehlen nutzen können.

- Sorgen Sie für ausreichend Beleuchtung am Übungsplatz.

- Stellen Sie eine für Sie angenehme Raumtemperatur ein, bei der Sie sich gerne bewegen wollen.

- Trainieren Sie anfangs nicht alleine! Üben Sie zusammen mit einem Trainingspartner, der zum Beispiel so lange auf die richtige Haltung oder die korrekte Übungsdurchführung achtet, bis Sie Bewegungserfahrungen und eine gewisse Übungssicherheit entwickelt haben.

Ausführung der Übungen

Es wird empfohlen, die Übungen anhand der Beschreibungen in einem selbst gewählten, ruhigen und langsamen Tempo und in einem eigenen Bewegungsrhythmus durchzuführen. Dies führt zu einem subjektiven Wohlbefinden innerhalb der Übungsdurchführung und vermeidet die Gefahr von Über- oder Unterforderung. Dabei wird die Übungsbelastung idealerweise als moderat bis intensiv empfunden. Durch gezielte Lenkung der Wahrnehmung auf die beschriebenen Effekte der Übungen, können diese besser nachvollzogen und so später eigenständig durchgeführt werden.

Nach Durchführung einer Übung in den entsprechenden Wiederholungszahlen erfolgt jeweils eine Lockerung oder die Durchführung einer Mobilisationsübung. Dies unterstützt die aktive Erholung und trägt ebenfalls dazu bei, sich vor allem zu Beginn nicht zu viel zuzumuten.

Weiterhin ist darauf zu achten, dass während der Übungen gleichmäßig und konstant weiter ein- und ausgeatmet wird und der Atem nicht angehalten oder gegen den geschlossenen Mund gepresst wird. Bei höheren Kraftanstrengungen kann man sich daran orientieren, in der Belastungsphase durch den Mund aus- und in der Entlastungsphase durch die Nase einzuatmen.

Abschließend empfiehlt es sich, das Bewegungsausmaß einzelner Übungen dem aktuellen Empfinden bzw. der Gesundheitssituation anzupassen. Demnach können die gleichen Bewegungen einer Übung bei unterschiedlicher Tagesform mal mehr oder mal weniger umfangreich sein.

Wann sollten Sie üben und wann nicht?

Grundsätzlich richten sich die „Hausaufgaben" insbesondere an Erwachsene mit

- Bewegungsmangel (< 150 Min. moderate oder < 75 min. intensive Belastung/Woche).
- Risiken für das Auftreten bzw. die Chronifizierung von Rückenbeschwerden (vgl. Tab. 3).
- Besonderen Belastungen des Haltungs- und Bewegungsapparates (z. B. sitzende, einseitige, monotone bzw. körperlich belastende Tätigkeit).
- Schwach ausgeprägter Muskulatur und Haltungsfehlern.
- Bereits gelegentlichen Rückenbeschwerden.
- Zurückliegenden Rückenschmerzepisoden, die zurzeit jedoch beschwerdefrei sind und potenziellen zukünftigen Beschwerden aktiv entgegenwirken wollen.

Kontraindikationen, die unbedingt gegen eine Durchführung der „Hausaufgaben" sprechen, sind

- Akute und/oder schwere internistische Erkrankungen, insbesondere akute Herzinsuffizienz, schwere koronare Herzkrankheit, Infektionskrankheiten.
- Akute Krebserkrankungen.
- Akute schwerwiegende Beeinträchtigungen des Haltungs- und Bewegungsapparates, insbesondere aktuelle Frakturen oder Osteoporose im fortgeschrittenen Stadium.

Bei der Interpretation der Kontraindikationen ist grundsätzlich darauf zu achten, dass hier schwerwiegende akute Krankheitsverläufe ausgeschlossen werden, die im Normalfall der Einzeltherapie zugeführt werden.

Darüber hinaus wird empfohlen, die Übungen im ausgeruhten Zustand durchzuführen. Nehmen Sie sich für die Übungseinheiten ausreichend Zeit und lassen Sie sich nicht unter Zeitdruck setzen.

Der nachfolgende Praxisteil stellt die eigentlichen „Hausaufgaben für Patienten mit Bandscheibenvorfall" dar. Er beschreibt ein modernes und ganzheitliches Rückentraining, welches sich problemlos in den normalen Alltag integrieren lässt.

So zeigen die dargestellten Übungen in Wort und Bild, wie ohne großen Aufwand ein anspruchsvolles Ganzkörpertraining für den Rücken entsteht.

Dabei bietet die dargestellte Übungsauswahl einen Einblick in die Variationsmöglichkeiten, die möglich sind, ohne einen Anspruch auf Vollständigkeit zu erheben. Die präsentierten Übungen können so jederzeit auf der Basis eigener Erfahrungen variiert bzw. ergänzt werden.

Abschließend sei angemerkt, dass die beschriebenen Übungen grundsätzlich keinen therapeutischen Anspruch erheben.

4.1 Mobilisation

Übungen zur Mobilisation der HWS

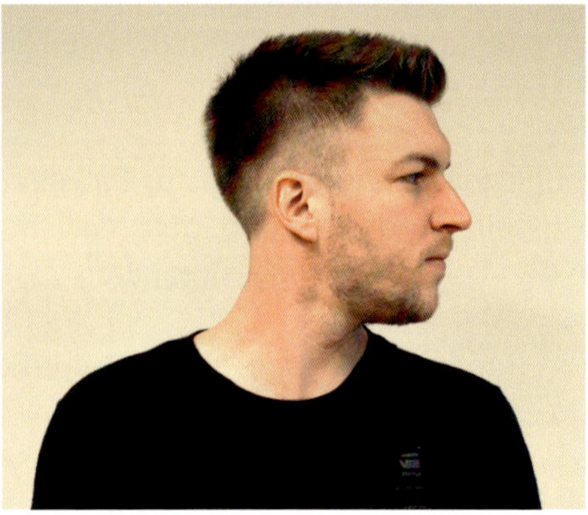

Im **Sitzen** den Kopf in Verlängerung des Rückens gerade halten und so weit wie möglich von links nach rechts rotieren. Dabei liegen die Hände entspannt auf den Oberschenkeln.

Wirkung
Mobilisation der HWS in Rotation.

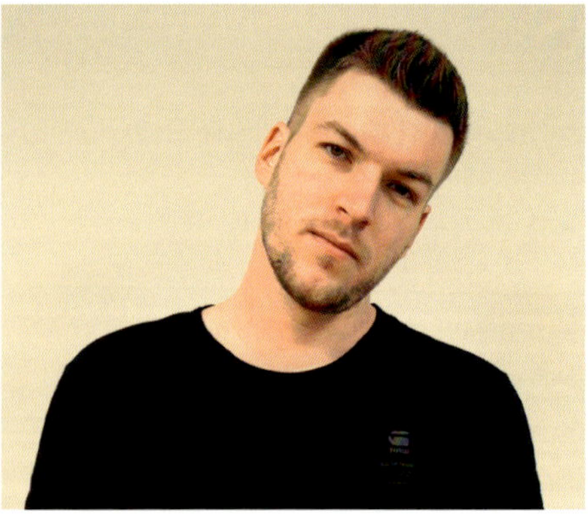

Im **Sitzen** den Kopf in Verlängerung des Rückens gerade halten und so weit wie möglich mit dem Ohr in Richtung Schulter kippen und wieder aufrichten. Dabei liegen die Hände entspannt auf den Oberschenkeln.

Wirkung
Mobilisation der HWS in Seitneigung.

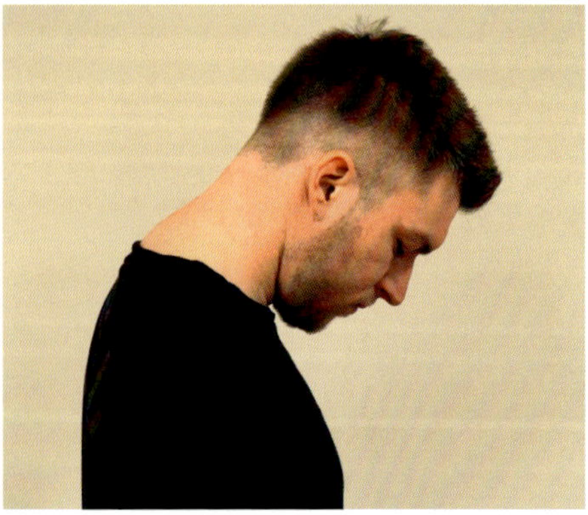

Im **Sitzen** den Kopf in Verlängerung des Rückens gerade halten. Anschließend das Kinn so weit wie möglich zur Brust ziehen und danach den Blick zur Decke anheben. Dabei liegen die Hände entspannt auf den Oberschenkeln.

Wirkung
Mobilisation der HWS in Beugung und Streckung.

Übungen zur Mobilisation der BWS

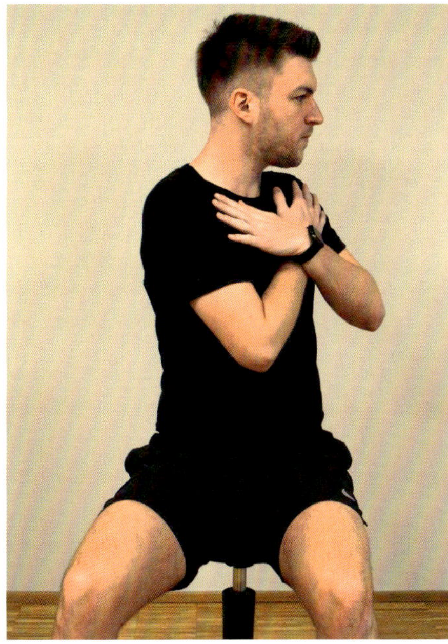

Im **Sitzen** Kopf und Rücken gerade halten und anschließend die Schulterachse so weit wie möglich von links nach rechts rotieren. Dabei die Arme vor der Brust verschränken.

Wirkung
Mobilisation der BWS in Rotation.

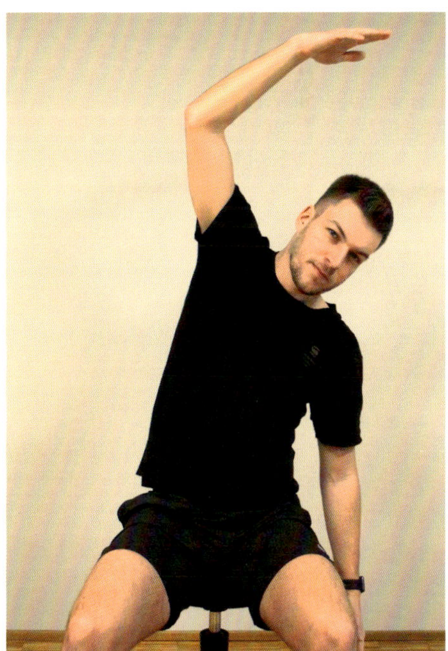

Im **Sitzen** Kopf und Rücken gerade halten und anschließend die Schulterachse seitlich so weit wie möglich von links nach rechts neigen. Dabei zieht der Arm der Neigungsseite neben dem Körper nach unten und der andere Arm neben dem Kopf nach oben.

Wirkung
Mobilisation der BWS in Seitneigung.

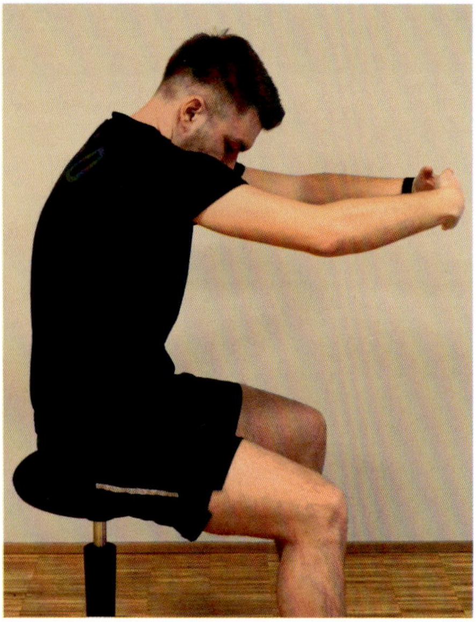

Im **Sitzen** Kopf und Rücken gerade halten. Dabei die Arme auf Brusthöhe nach vorne anheben und die Hände ineinander verschränken. Anschließend die Schulterblätter nach außen ziehen, die Arme weiter strecken und im Oberkörper nach vorne einrollen. Danach über die Ausgangsstellung die Arme seitlich neben dem Körper nach hinten ziehen und den Brustkorb nach oben strecken.

Wirkung
Mobilisation der BWS in Beugung und Streckung.

Übungen zur Mobilisation der LWS

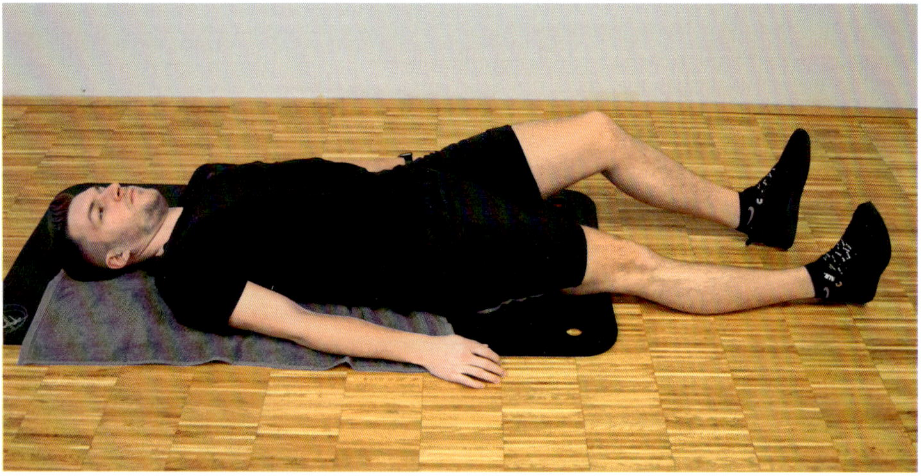

In der **Rückenlage** die Beine strecken, den Blick zur Decke richten und die Arme neben dem Körper ablegen. Anschließend im seitlichen Wechsel die Hüfte seitlich Richtung Schulter hochziehen und wieder absenken.

Wirkung: Mobilisation der LWS in Seitneigung.

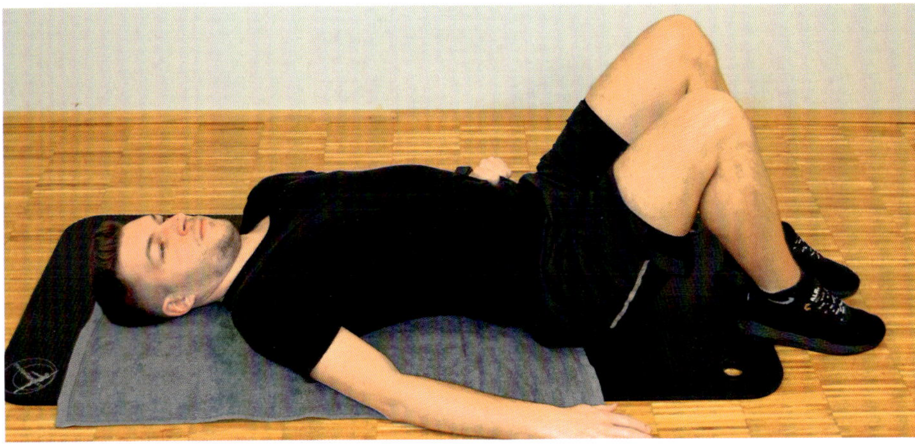

In der Rückenlage die Füße aufstellen, den Blick zur Decke richten und die Arme neben dem Körper ablegen. Anschließend das Becken nach vorne kippen und die LWS vom Boden aktiv hochziehen. Danach über die Ausgangsstellung das Becken aufrichten und die LWS flach zu Boden drücken.

Wirkung: Mobilisation der LWS in Beugung und Streckung.

Übungen zur Mobilisation der gesamten Wirbelsäule

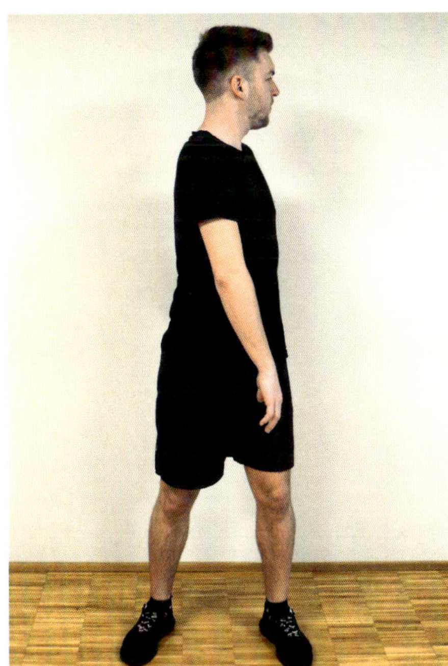

Im **Parallelstand** Kopf und Rücken gerade halten und die Arme seitlich neben dem Körper hängen lassen. Anschließend den gesamten Oberkörper so weit wie möglich von links nach rechts drehen, die Arme mitpendeln und den Blick in Drehrichtung so weit wie möglich mitnehmen.

Wirkung
Mobilisation der gesamten Wirbelsäule in Rotation.

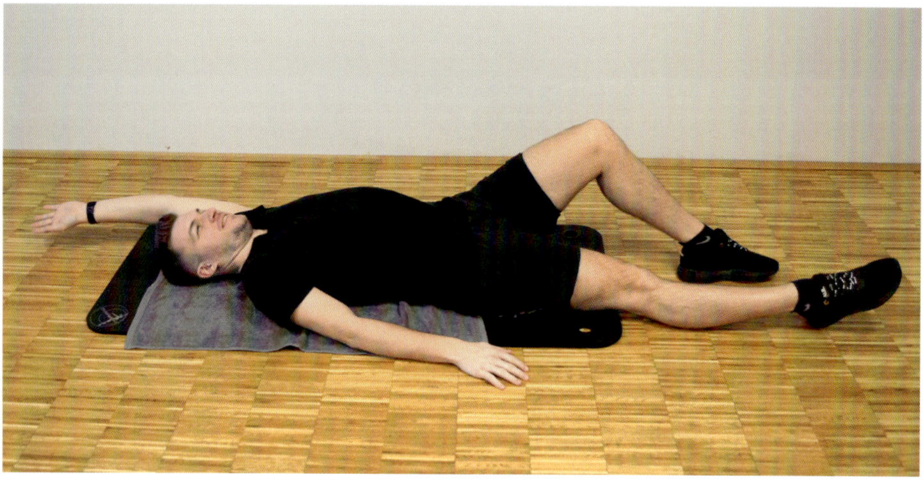

In der **Rückenlage** Arme und Beine strecken und den Blick zur Decke richten. Anschließend einen Arm weiter rausstrecken, den Oberkörper leicht mitnehmen und das diagonale Bein weiter nach vorne strecken. Danach über die Ausgangsstellung zur anderen Seite wechseln.

Wirkung: Mobilisation der gesamten Wirbelsäule in Seitneigung.

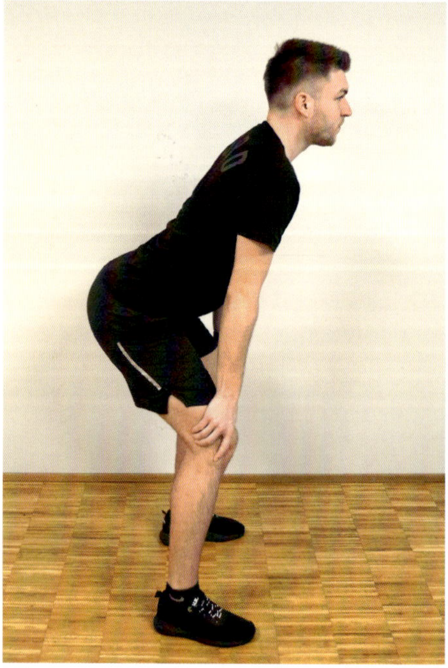

Im **Parallelstand** Kopf und Rücken gerade halten, die Knie etwas weiter beugen und die Hände auf die Knie stützen Anschließend den gesamten Rücken durchhängen lassen und den Kopf mit dem Blick zur Decke anheben. Danach den ganzen Rücken zur Decke hoch rausstrecken und das Kinn zur Brust ziehen.

Wirkung
Mobilisation der gesamten Wirbelsäule in Beugung und Streckung.

4.2 Stabilisation

4.2.1 Statische Stabilisation

Statische Stabilisation der HWS

Im **Sitzen** Kopf und Rücken gerade halten und eine Hand über dem Ohr seitlich an den Kopf anlegen. Anschließend mit der Hand leichten Druck gegen den Kopf aufbauen, wobei der Kopf seine Position stabil hält.

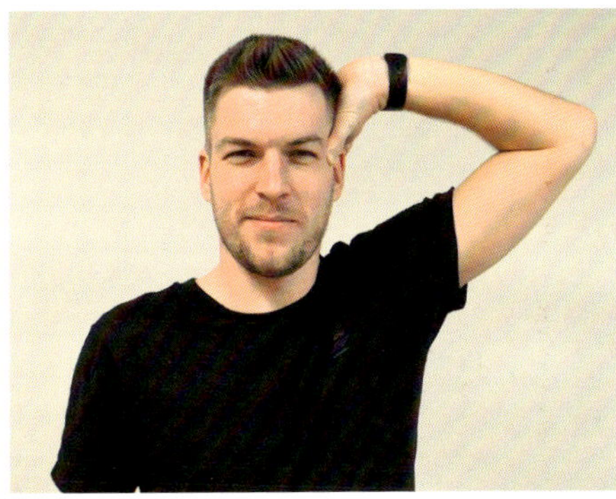

Wirkung
Statische Kräftigung der seitlichen Halsmuskulatur in Seitneigung.

Im **Sitzen** Kopf und Rücken gerade halten und beide Hände mit den Handrücken gegen die Stirn legen. Anschließend mit den Händen leichten Druck gegen den Kopf aufbauen, wobei der Kopf seine Position stabil hält.

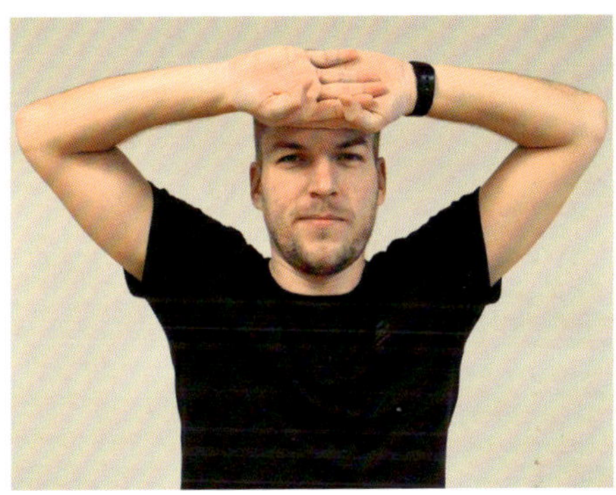

Wirkung
Statische Kräftigung der vorderen Halsmuskulatur in Beugung.

Im **Sitzen** Kopf und Rücken gerade halten und beide Hände mit den Handflächen gegen den Hinterkopf legen. Anschließend mit den Händen leichten Druck gegen den Kopf aufbauen, wobei der Kopf seine Position stabil hält.

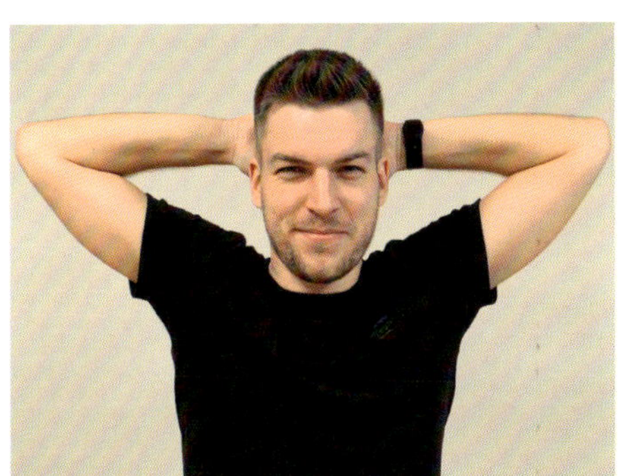

Wirkung
Statische Kräftigung der hinteren Halsmuskulatur in Streckung.

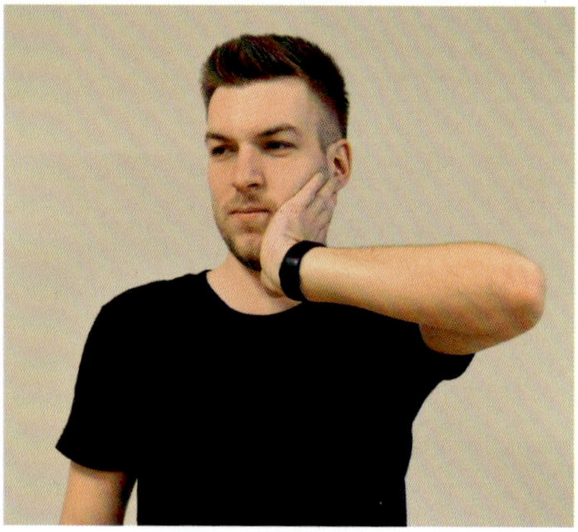

Im **Sitzen** Kopf und Rücken gerade halten und eine Hand seitlich am Kinn anlegen. Anschließend mit der Hand leichten Druck gegen den Kopf aufbauen, wobei der Kopf seine Position stabil hält.

Wirkung
Statische Kräftigung der seitlichen Halsmuskulatur in Rotation.

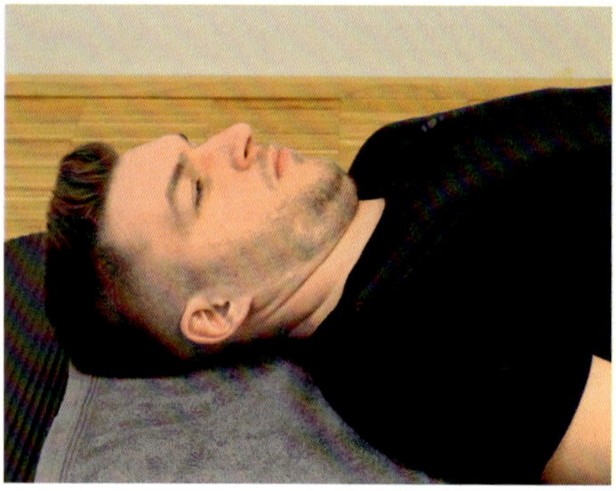

In der **Rückenlage** die Füße aufstellen, den Blick zur Decke richten und die Arme seitlich neben dem Körper ablegen. Anschließend das Kinn einziehen und den Hinterkopf mit leichter Spannung gegen die Matte drücken.

Wirkung
Statische Kräftigung der hinteren Halsmuskulatur in Streckung.

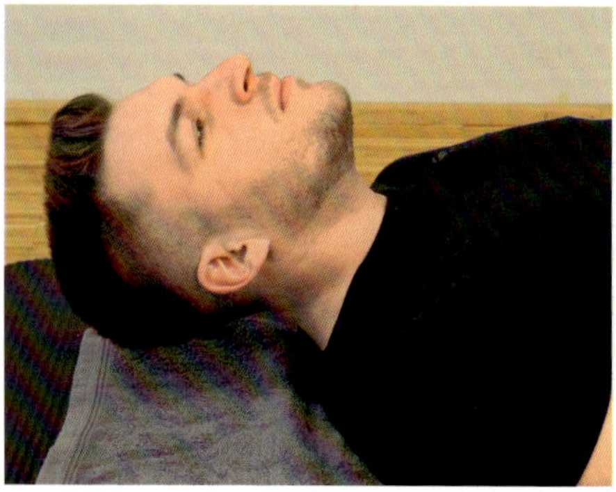

In der **Rückenlage** die Füße aufstellen, den Blick zur Decke richten und die Arme seitlich neben dem Körper ablegen. Anschließend den Kopf gerade anheben und in der Luft halten.

Wirkung
Statische Kräftigung der vorderen Halsmuskulatur in Beugung.

In der **Bauchlage** die Fußspitzen und Knie am Boden lassen und die Stirn auf die übereinandergelegten Hände legen. Anschließend den Kopf gerade anheben und in der Luft halten.

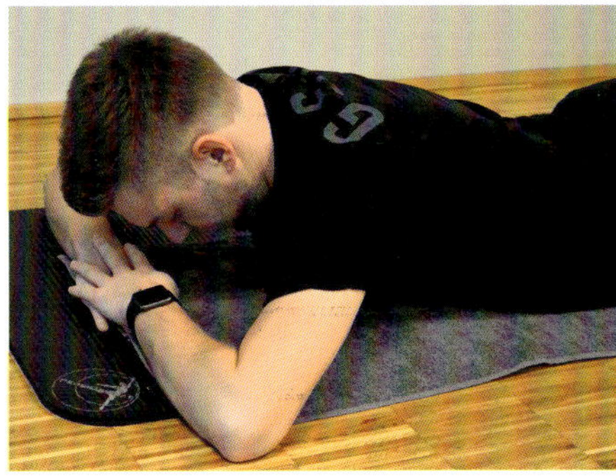

Wirkung
Statische Kräftigung der hinteren Halsmuskulatur in Streckung.

In der **Bauchlage** die Fußspitzen und Knie am Boden lassen und die Stirn auf die übereinandergelegten Hände legen. Anschließend den Kopf gerade mit leichter Spannung gegen die Hände drücken.

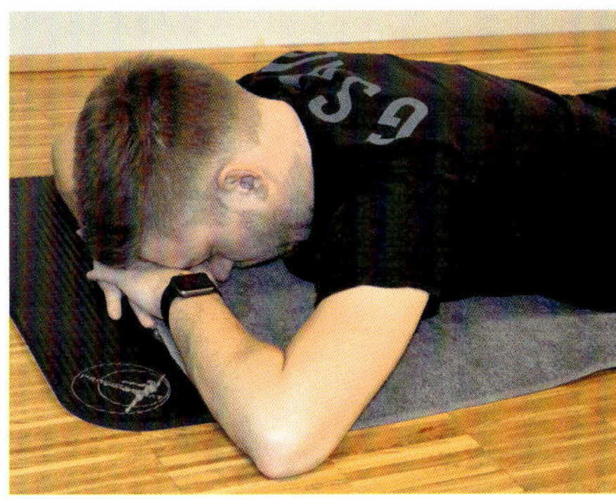

Wirkung
Statische Kräftigung der vorderen Halsmuskulatur in Beugung.

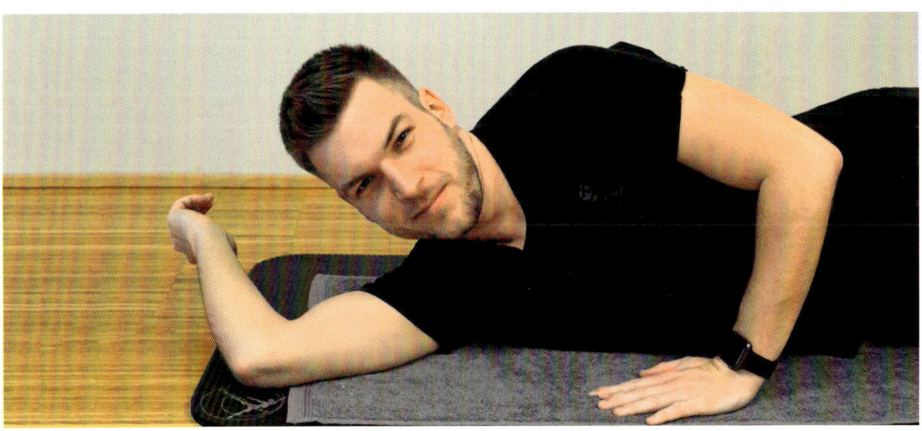

In der **Seitlage** die Beine nach vorne winkeln und den Kopf auf den unteren gestreckten Arm ablegen. Anschließend den Kopf mit dem Ohr zur Decke anheben und in der Luft halten.

Wirkung: Statische Kräftigung der seitlichen Halsmuskulatur in Seitneigung.

Statische Stabilisation der BWS

Im **Sitzen** Kopf und Rücken gerade halten und die Hände vor dem Körper auf Brusthöhe mit den Handflächen ineinander legen. Dabei zeigen die Ellbogen nach außen. Anschließend die Hände mit leichter Spannung gegeneinander drücken.

Wirkung
Statische Kräftigung der Brustmuskulatur.

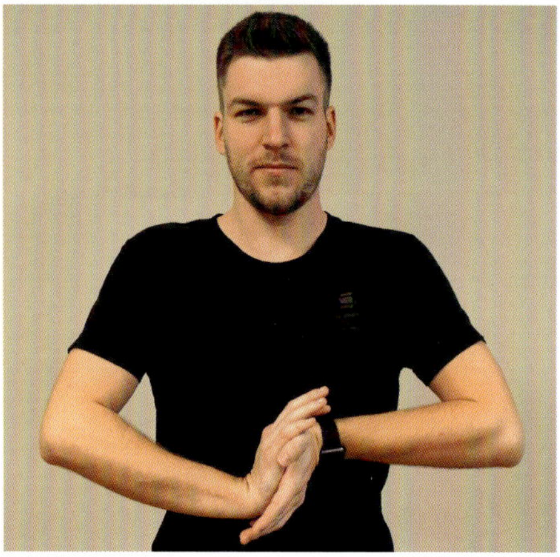

Im **Sitzen** Kopf und Rücken gerade halten und die Hände vor dem Körper auf Brusthöhe mit den Fingern ineinander haken. Dabei zeigen die Ellbogen nach außen. Anschließend die Hände mit leichter Spannung auseinanderziehen.

Wirkung
Statische Kräftigung der oberen Rückenmuskulatur.

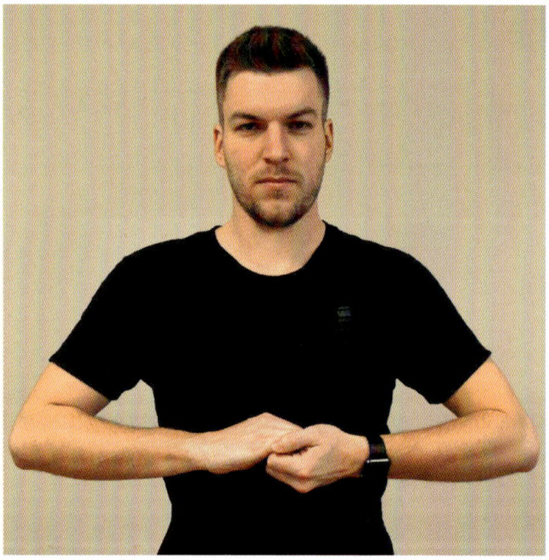

Im **Sitzen** Kopf und Rücken gerade halten und die Ellbogen vor dem Körper auf Brusthöhe gegeneinander legen. Dabei zeigen die Fingerspitzen nach oben. Anschließend die Ellbogen mit leichter Spannung gegeneinander drücken.

Wirkung
Statische Kräftigung der Brustmuskulatur.

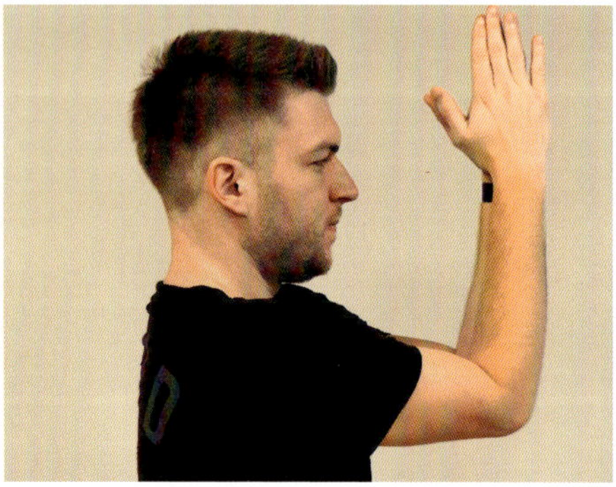

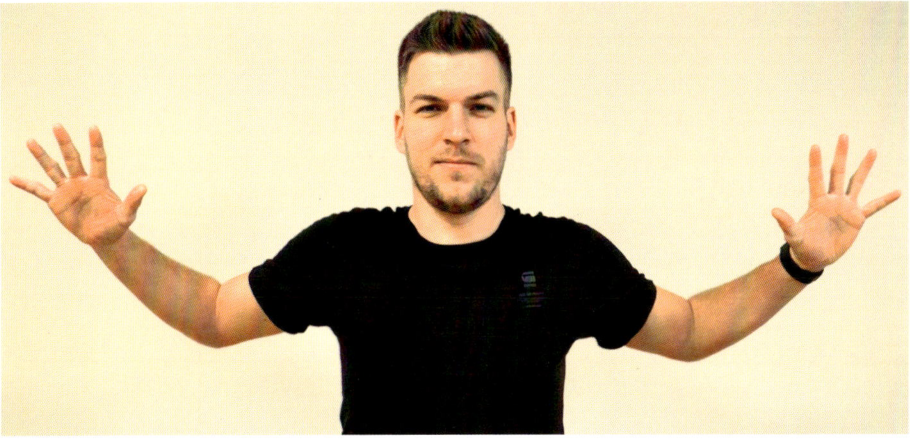

Im **Sitzen** Kopf und Rücken gerade halten und die Arme neben dem Körper gewinkelt anheben. Dabei zeigen die Ellbogen auf Brusthöhe nach außen und die Fingerspitzen nach oben. Anschließend die Schulterblätter nach hinten zusammen- und die Ellbogen mit leichter Spannung nach hinten ziehen.

Wirkung: Statische Kräftigung der oberen Rückenmuskulatur.

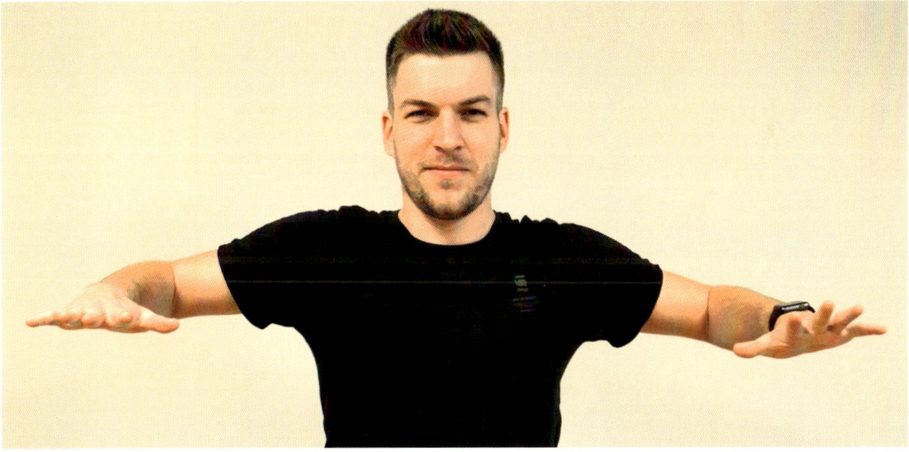

Im **Sitzen** Kopf und Rücken gerade halten und die Arme neben dem Körper gewinkelt anheben. Dabei zeigen die Ellbogen auf Brusthöhe nach hinten und die Fingerspitzen nach vorne. Anschließend die Schulterblätter nach hinten zusammen- und die Ellbogen mit leichter Spannung nach hinten ziehen.

Wirkung: Statische Kräftigung der oberen Rückenmuskulatur.

Statische Stabilisation der LWS

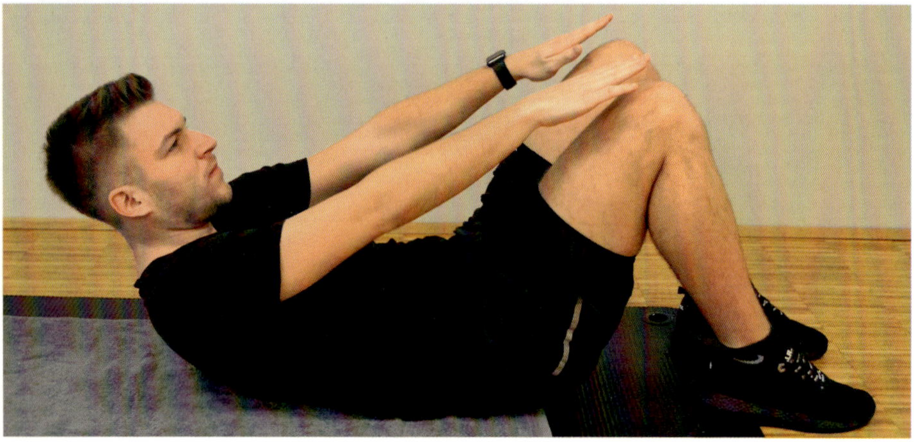

In der **Rückenlage** die Füße aufstellen, den Blick zur Decke richten und die Arme nach vorne gestreckt über den Knien halten. Anschließend den Oberkörper gerade anheben und in der Luft halten.

Wirkung: Statische Kräftigung der geraden Bauchmuskulatur.

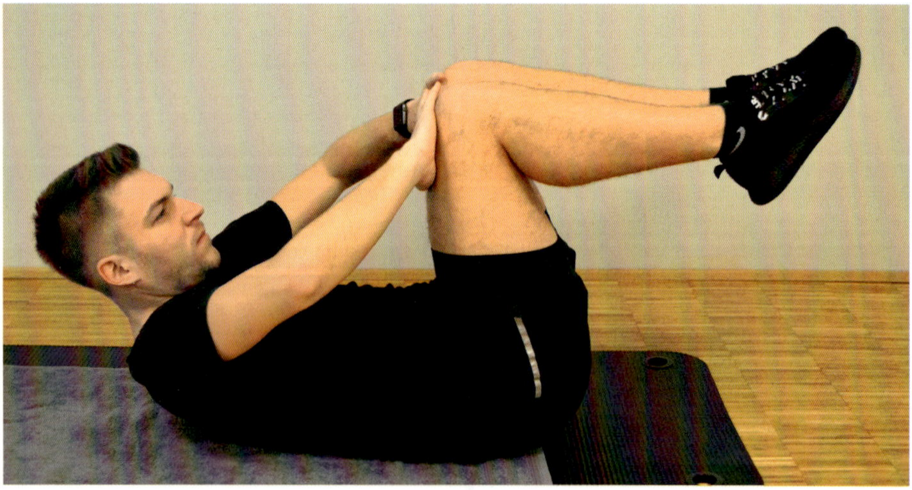

In der Rückenlage die Beine in die Luft winkeln, den Blick zur Decke richten und die Hände vor die Oberschenkel legen. Anschließend den Oberkörper gerade anheben und in der Luft halten. Dabei die Knie zu den Händen anziehen und gleichzeitig mit den Händen wegdrücken.

Wirkung: Statische Kräftigung der geraden Bauchmuskulatur.

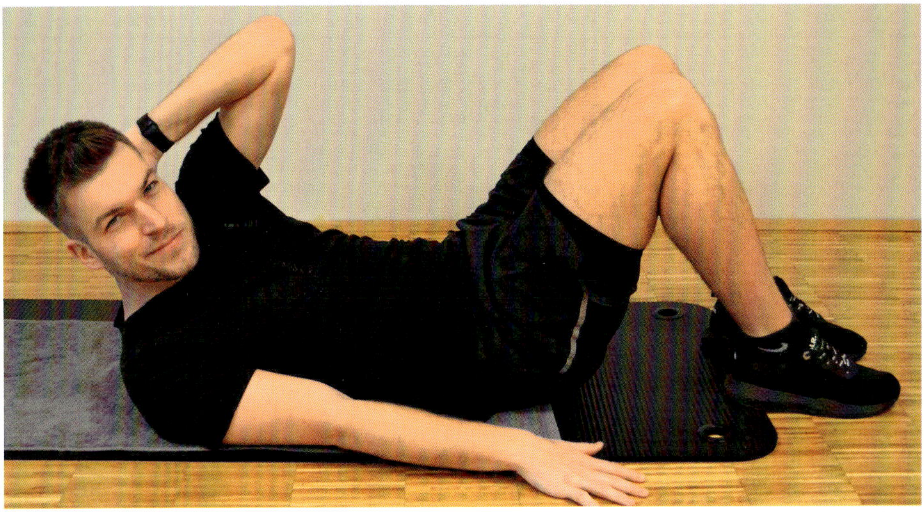

In der **Rückenlage** die Füße aufstellen, den Blick zur Decke richten und eine Hand hinter den Kopf legen. Dabei streckt die andere Hand zum Fuß der gleichen Seite. Anschließend den Oberkörper leicht anheben und seitlich etwas zu der Seite neigen, auf der die Hand zum Fuß streckt.

Wirkung: Statische Kräftigung der seitlichen Bauchmuskulatur in Seitneigung.

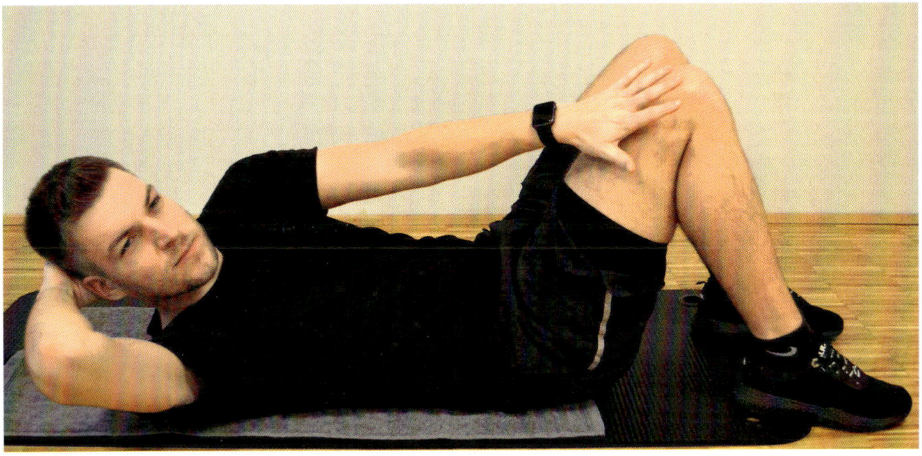

In der **Rückenlage** die Füße aufstellen, den Blick zur Decke richten und eine Hand hinter den Kopf legen. Dabei streckt die andere Hand diagonal zum gegenüberliegenden Knie. Anschließend den Oberkörper anheben und seitlich etwas zu der Seite rotieren, auf der die Hand zum Knie streckt.

Wirkung: Statische Kräftigung der seitlichen Bauchmuskulatur in Rotation.

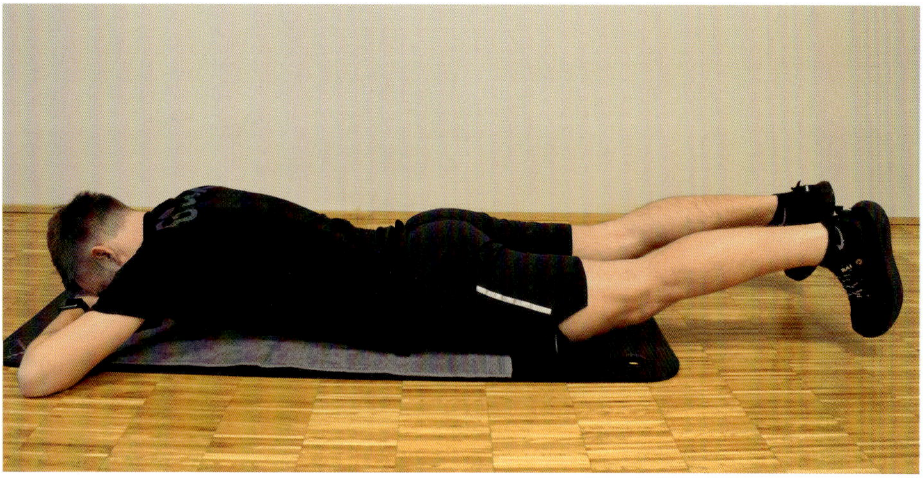

In der Bauchlage die Fußspitzen und Knie am Boden lassen und die Stirn auf die übereinandergelegten Hände legen. Anschließend die gestreckten Beine aus der Hüfte anheben und in der Luft halten.

Wirkung: Statische Kräftigung der unteren Rückenmuskulatur.

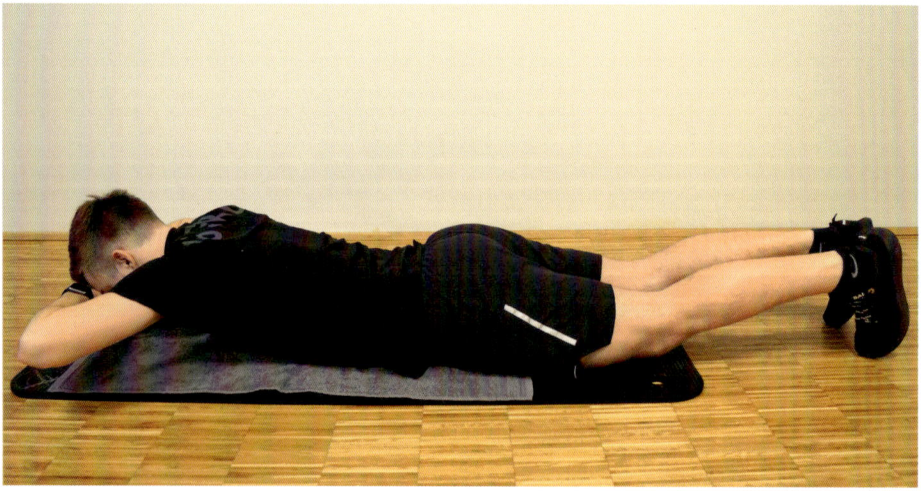

In der **Bauchlage** die Fußspitzen und Knie am Boden lassen und die Stirn auf die übereinandergelegten Hände legen. Anschließend den Oberkörper und die Arme leicht anheben und in der Luft halten. Die Stirn hält dabei Kontakt zu den Händen.

Wirkung: Statische Kräftigung der unteren Rückenmuskulatur.

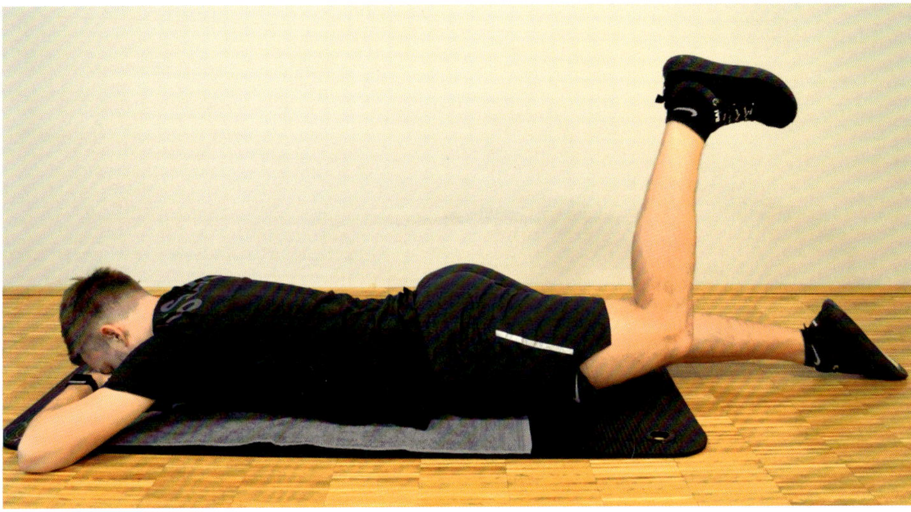

In der **Bauchlage** die Fußspitzen und Knie am Boden lassen und die Stirn auf die übereinandergelegten Hände legen. Anschließend ein Bein winkeln, den Oberschenkel aus der Hüfte anheben und in der Luft halten.

Wirkung: Statische Kräftigung der unteren Rückenmuskulatur.

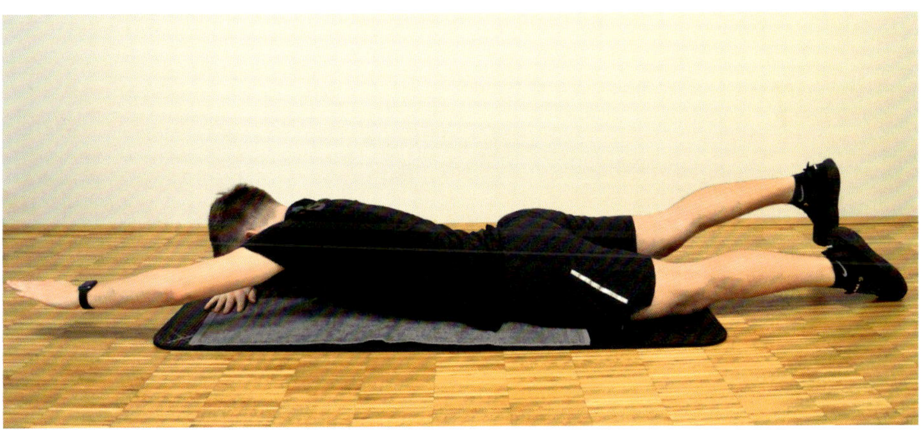

In der **Bauchlage** die Fußspitzen und Knie am Boden lassen und die Stirn auf einen Handrücken legen. Dabei wird der andere Arm nach vorne gestreckt abgelegt. Anschließend den Oberkörper, den gestreckten Arm sowie das diagonale Bein leicht anheben und in der Luft halten.

Wirkung: Statische Kräftigung der unteren Rückenmuskulatur.

4.2.2 Dynamische Stabilisation

Dynamische Stabilisation der HWS

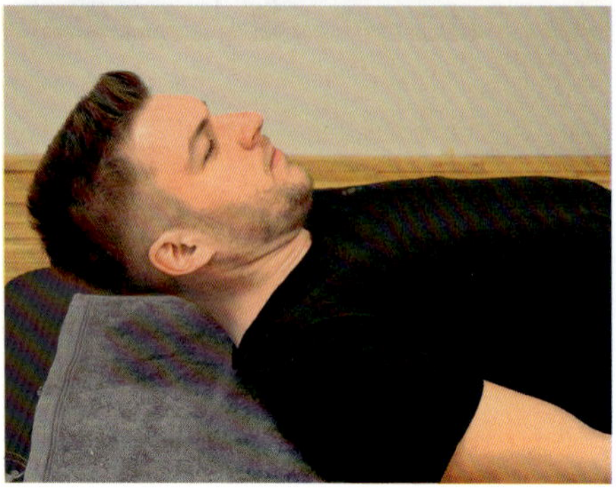

In der **Rückenlage** die Füße aufstellen, den Blick zur Decke richten und die Arme seitlich neben dem Körper ablegen. Anschließend das Kinn nach vorne strecken, den Kopf gerade anheben und wieder absenken.

Wirkung
Dynamische Kräftigung der vorderen Halsmuskulatur.

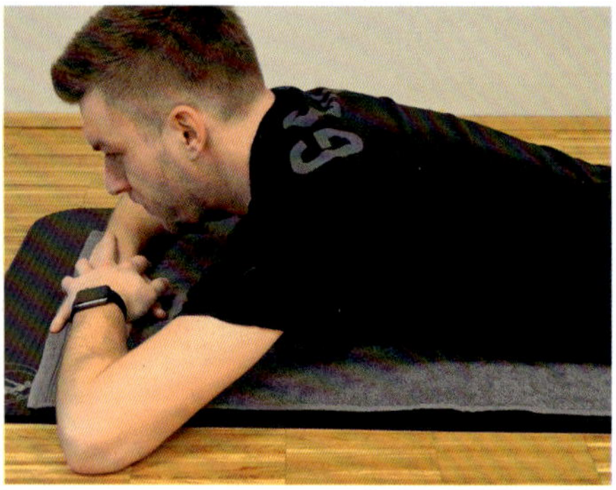

In der **Bauchlage** die Fußspitzen und Knie am Boden lassen und die Stirn auf die übereinandergelegten Hände legen. Anschließend das Kinn einziehen, den Kopf gerade anheben und wieder absenken.

Wirkung
Dynamische Kräftigung der hinteren Halsmuskulatur.

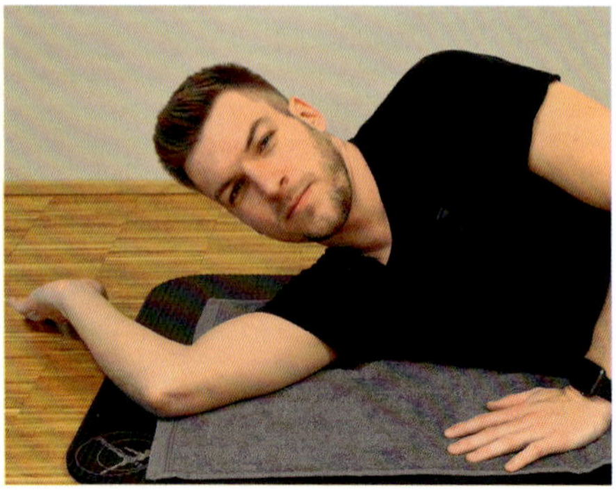

In der **Seitlage** die Beine nach vorne winkeln und den Kopf auf den unteren gestreckten Arm ablegen. Anschließend den Kopf mit dem Ohr zur Decke anheben und wieder absenken.

Wirkung
Dynamische Kräftigung der seitlichen Halsmuskulatur.

In der **Seitlage** die Beine nach vorne winkeln und den Kopf auf den unteren gestreckten Arm ablegen. Anschließend den Kopf mit dem Kinn zur Decke drehen und wieder absenken.

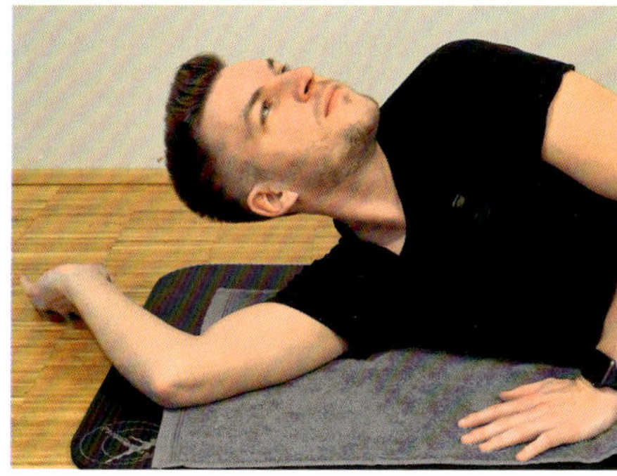

Wirkung
Dynamische Kräftigung der seitlichen Halsmuskulatur.

Im **Sitzen** Kopf und Rücken gerade halten und ein Theraband unter Spannung gegen den Hinterkopf legen. Anschließend das Kinn einziehen, den Kopf gerade nach hinten schieben und wieder vorkommen.

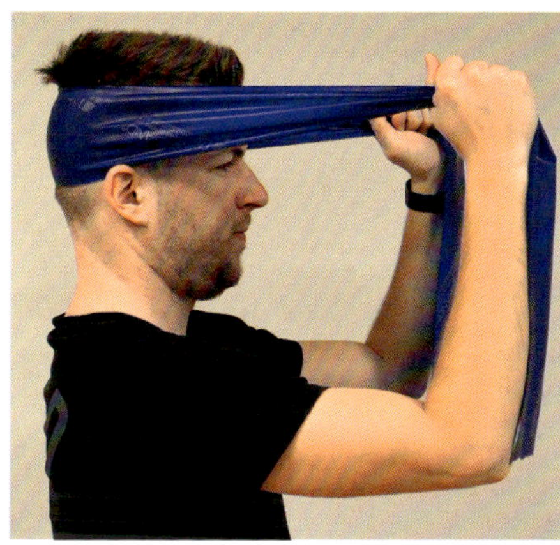

Wirkung
Dynamische Kräftigung der hinteren Halsmuskulatur.

Im **Sitzen** Kopf und Rücken gerade halten und ein Theraband unter Spannung über dem Ohr gegen die Schläfe legen. Anschließend das Ohr zur Schulter neigen, den Kopf seitlich kippen und wieder aufrichten.

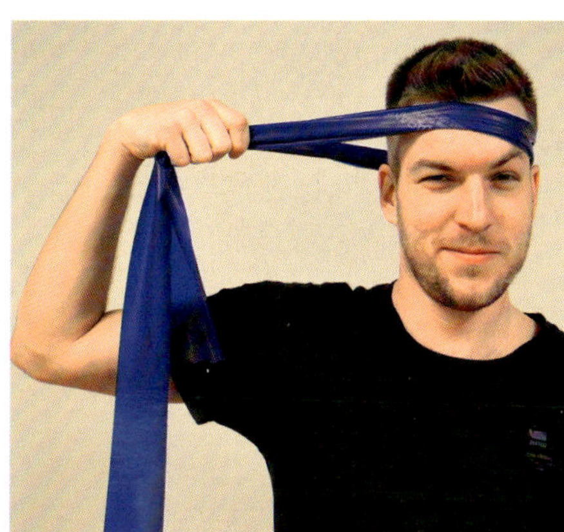

Wirkung
Dynamische Kräftigung der seitlichen Halsmuskulatur.

Dynamische Stabilisation der BWS

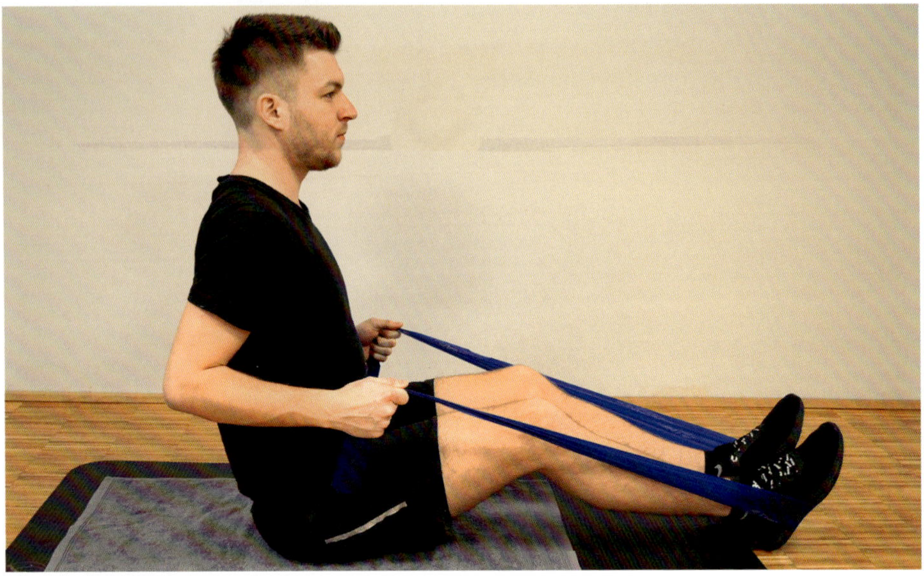

Im **Sitzen** Kopf und Rücken gerade halten und die Beine nach vorne strecken. Dabei ein Theraband um die Füße legen und mit gestreckten Armen auf Brusthöhe vor dem Körper halten. Anschließend die Arme eng am Körper vorbei so weit wie möglich nach hinten ziehen und wieder nach vorne strecken.

Wirkung: Dynamische Kräftigung der oberen Rückenmuskulatur.

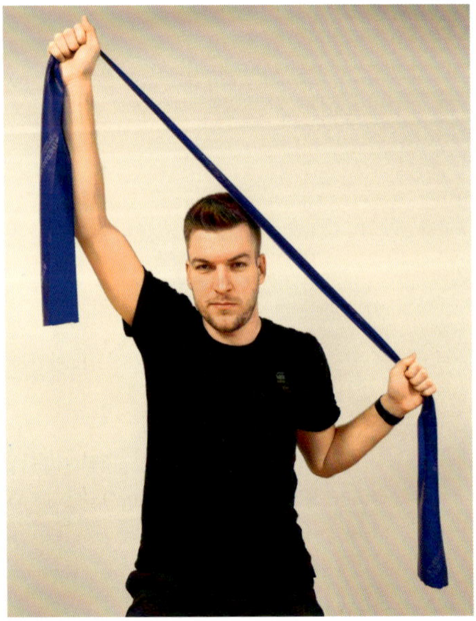

Im **Sitzen** Kopf und Rücken gerade halten und ein Theraband mit gestreckten Armen schulterbreit über dem Kopf halten. Anschließend einen Arm eng am Körper mit dem Ellbogen nach unten ziehen und wieder nach oben strecken.

Wirkung
Dynamische Kräftigung der oberen Rückenmuskulatur.

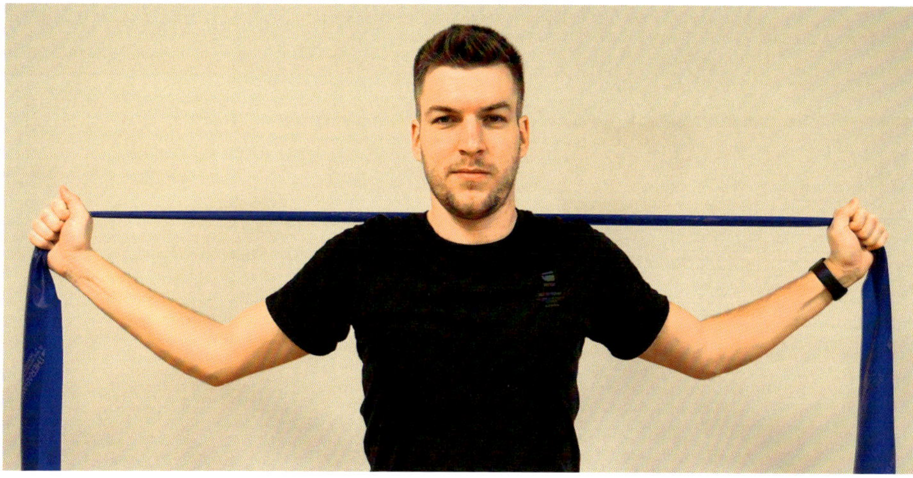

Im **Sitzen** Kopf und Rücken gerade halten und ein Theraband mit gestreckten Armen schulterbreit über dem Kopf halten. Anschließend die gestreckten Arme seitlich bis auf Schulterhöhe absenken und wieder nach oben strecken.

Wirkung: Dynamische Kräftigung der oberen Rückenmuskulatur.

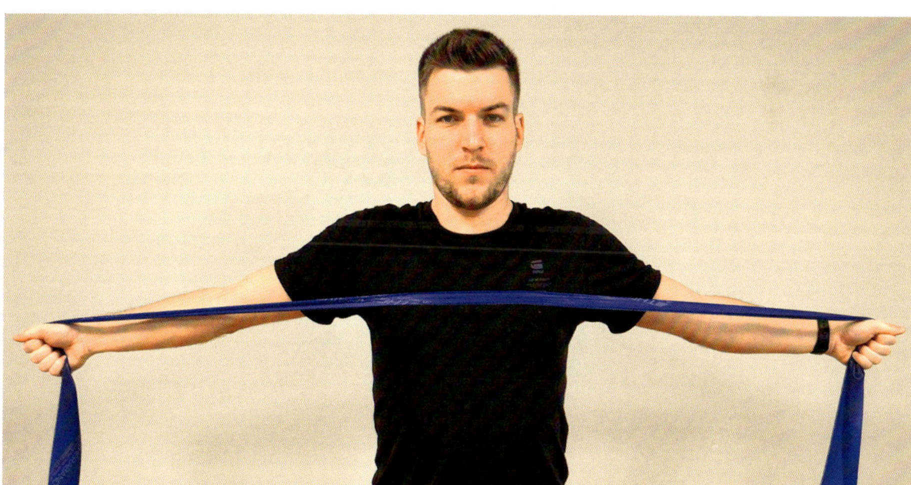

Im **Sitzen** Kopf und Rücken gerade halten und ein Theraband mit gestreckten Armen schulterbreit vor der Brust halten. Anschließend die gestreckten Arme so weit wie möglich nach außen öffnen und wieder nach vorne schließen.

Wirkung: Dynamische Kräftigung der oberen Rückenmuskulatur.

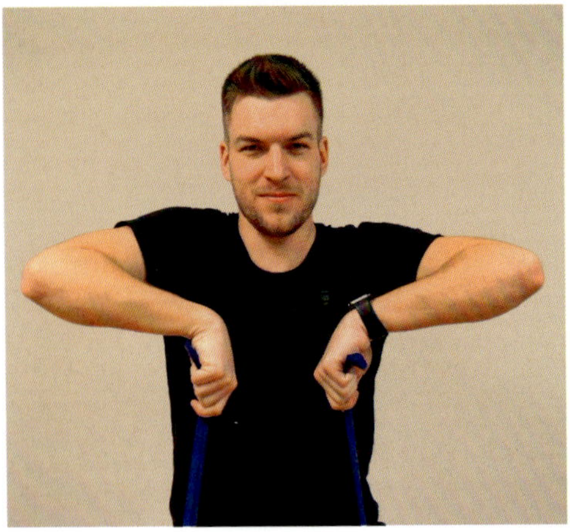

Im **Sitzen** Kopf und Rücken gerade halten, ein Theraband um die Füße legen und mit zum Boden gestreckten Armen seitlich neben dem Körper halten. Anschließend die Ellbogen so weit wie möglich nach oben ziehen und wieder nach unten absenken.

Wirkung
Dynamische Kräftigung der oberen Rückenmuskulatur.

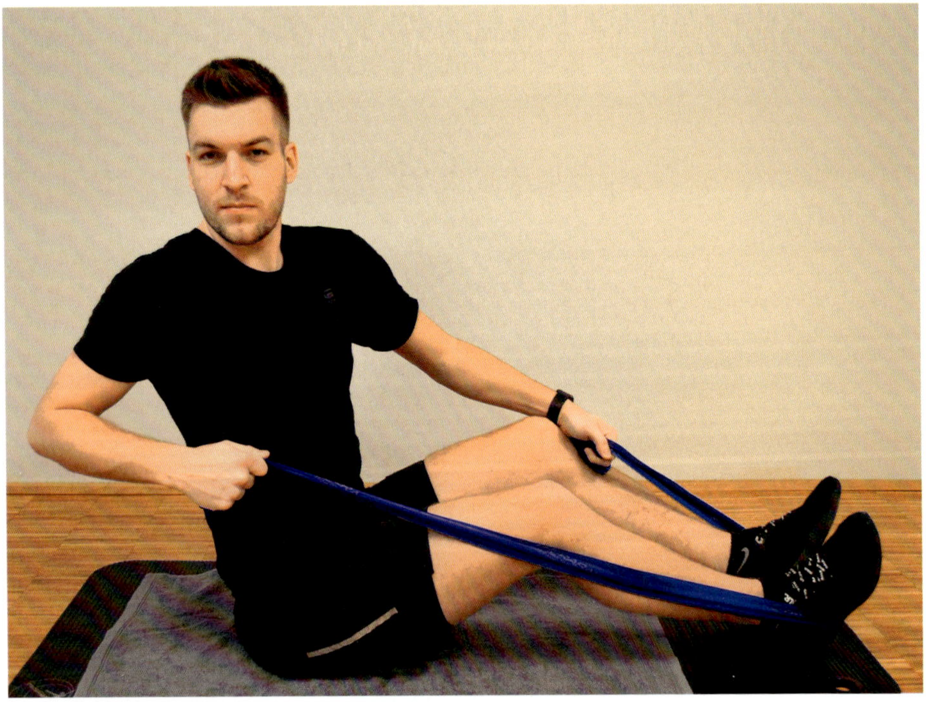

Im **Sitzen** Kopf und Rücken gerade halten und ein Theraband mit gestreckten Armen schulterbreit vor der Brust halten. Anschließend einen Arm mit dem Ellbogen eng am Körper so weit wie möglich nach hinten ziehen und den Oberkörper in diese Richtung mit öffnen. Danach wieder nach vorne strecken.

Wirkung: Dynamische Kräftigung der oberen Rückenmuskulatur.

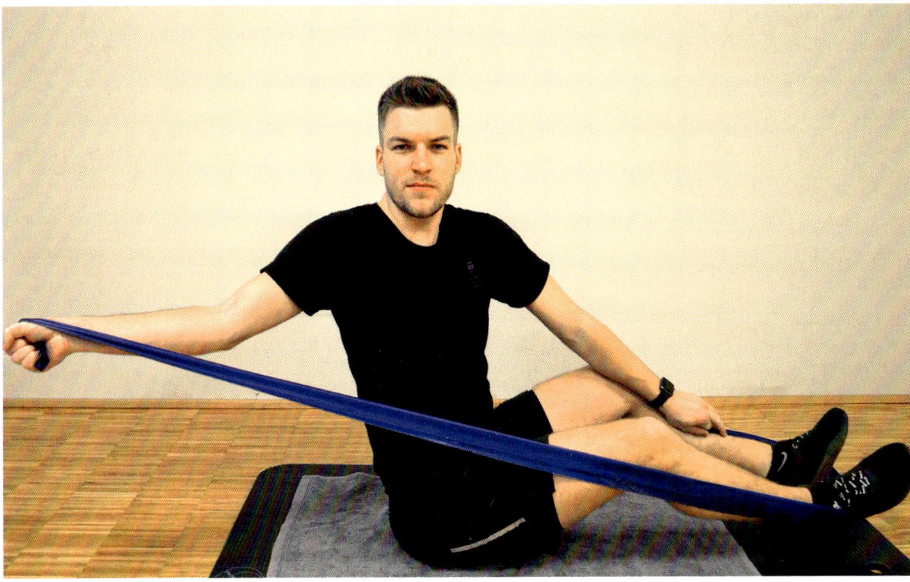

Im **Sitzen** Kopf und Rücken gerade halten und ein Theraband mit gestreckten Armen schulterbreit vor der Brust halten. Anschließend einen gestreckten Arm so weit wie möglich nach außen ziehen und den Oberkörper in diese Richtung mit öffnen. Danach wieder nach vorne strecken.

Wirkung: Dynamische Kräftigung der oberen Rückenmuskulatur.

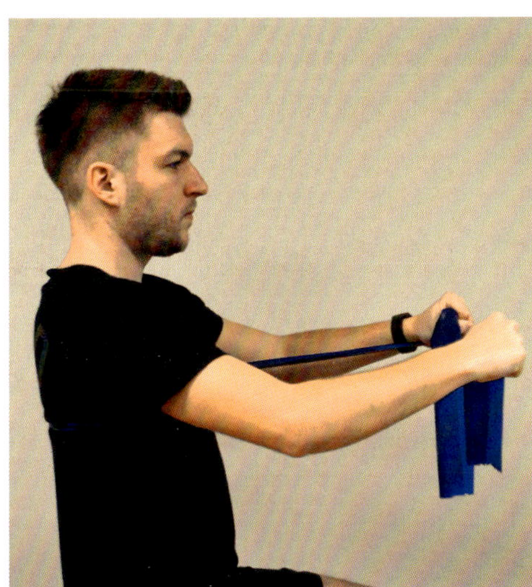

Im **Sitzen** Kopf und Rücken gerade halten, ein Theraband hinter dem Körper fixieren, unter den Armen nach vorne führen und dort in beiden Händen halten. Dabei die Ellbogen auf Brusthöhe seitlich anheben. Anschließend die Arme auf Brusthöhe nach vorne strecken und wieder anziehen.

Wirkung
Dynamische Kräftigung der Brustmuskulatur.

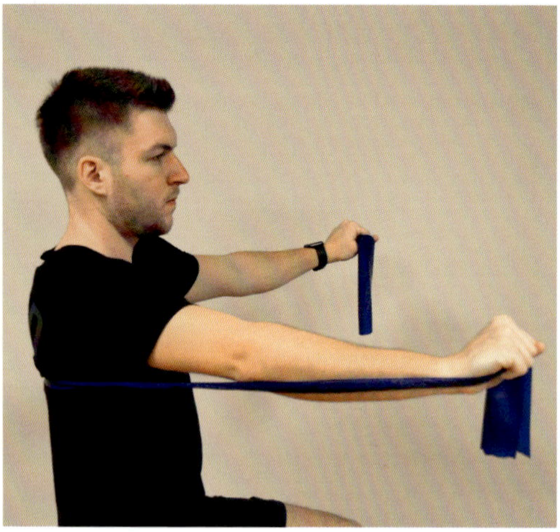

Im **Sitzen** Kopf und Rücken gerade halten, ein Theraband hinter dem Körper fixieren, unter den nach außen gestreckten Armen in beiden Händen halten. Anschließend die gestreckten Arme auf Brusthöhe nach vorne zusammenführen und wieder öffnen.

Wirkung
Dynamische Kräftigung der Brustmuskulatur.

Dynamische Stabilisation der LWS

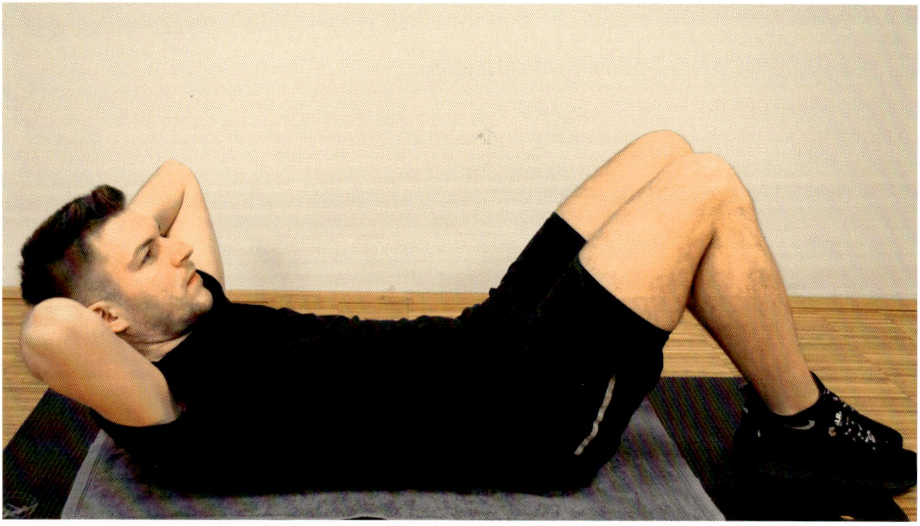

In der **Rückenlage** die Füße aufstellen und die Hände hinter den Kopf legen. Anschließend den Oberkörper soweit anheben, dass sich die Schulterblätter vom Boden lösen und danach wieder absenken. Dabei den Kopf in Verlängerung der Wirbelsäule halten.

Wirkung: Dynamische Kräftigung der geraden Bauchmuskulatur.

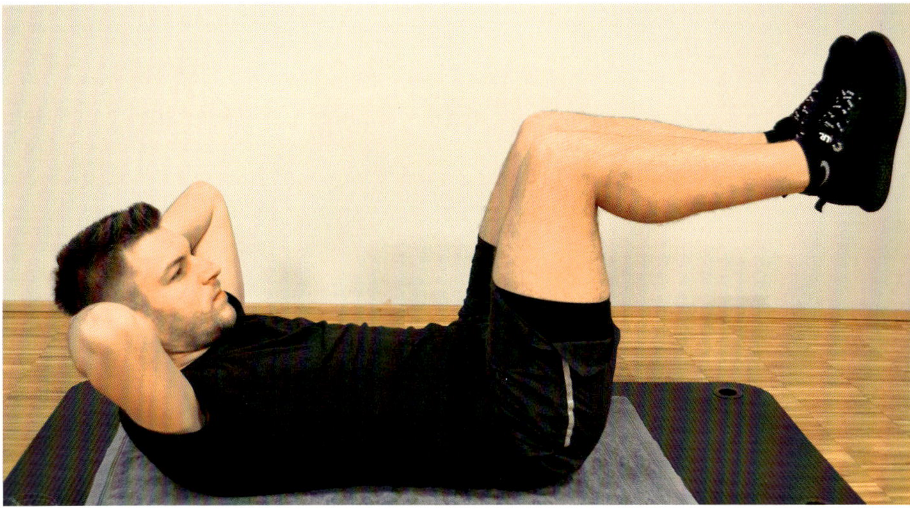

In der **Rückenlage** die Beine in die Luft winkeln und die Hände hinter den Kopf legen. Anschließend den Oberkörper soweit anheben, dass sich die Schulterblätter vom Boden lösen und danach wieder absenken. Dabei den Kopf in Verlängerung der Wirbelsäule halten.

Wirkung: Dynamische Kräftigung der geraden Bauchmuskulatur.

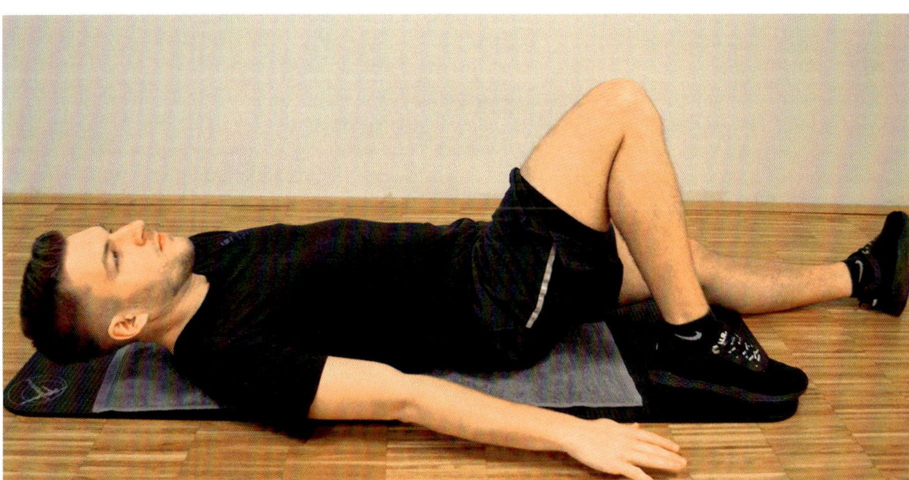

In der **Rückenlage** die Beine strecken und die Arme seitlich gestreckt neben dem Körper halten. Anschließend den Oberkörper leicht anheben und den Oberkörper von rechts nach links kippen. Dabei den Kopf in Verlängerung der Wirbelsäule halten.

Wirkung: Dynamische Kräftigung der schrägen Bauchmuskulatur.

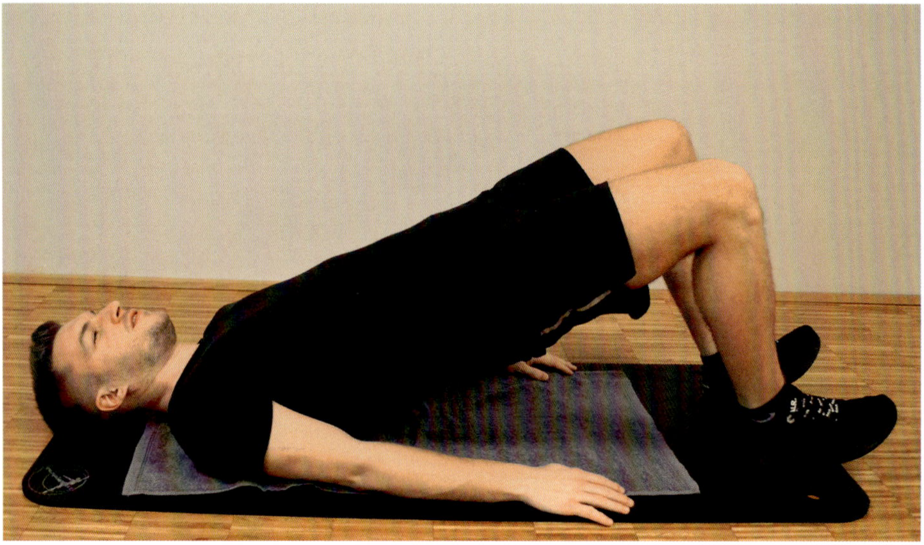

In der **Rückenlage** die Füße aufstellen und die Arme seitlich neben dem Körper ablegen. Anschließend das Becken soweit anheben, bis Oberkörper und Oberschenkel eine Linie bilden und danach wieder absenken.

Wirkung: Dynamische Kräftigung der unteren Rückenmuskulatur.

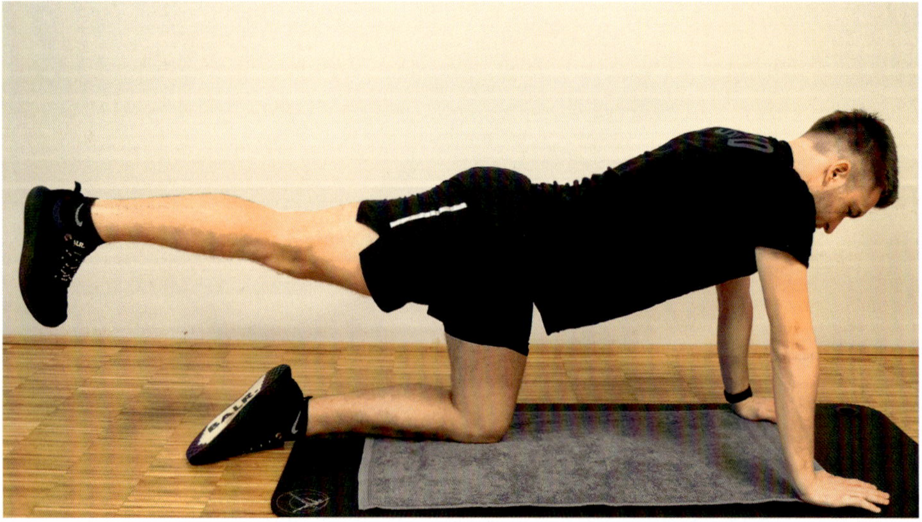

Im **Vierfüßlerstand** ein Bein vom Boden lösen und aus der Hüfte gestreckt auf und ab bewegen. Dabei den Kopf in Verlängerung der Wirbelsäule halten.

Wirkung: Dynamische Kräftigung der unteren Rückenmuskulatur.

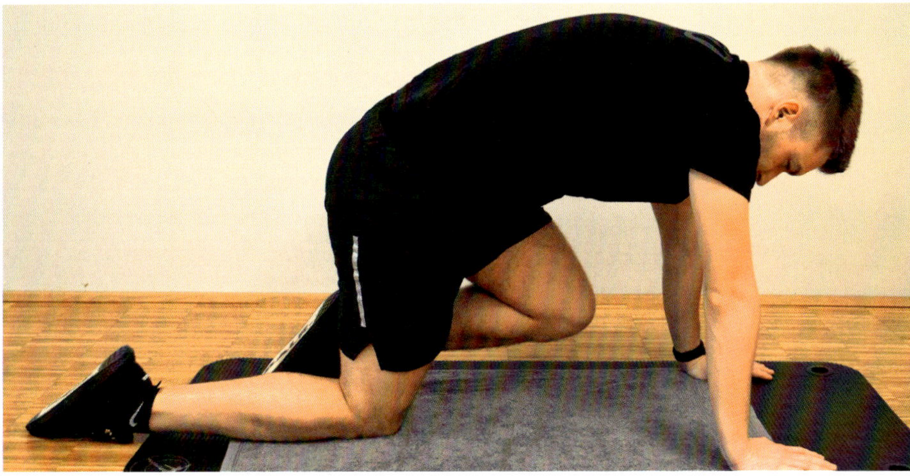

Im **Vierfüßlerstand** ein Bein vom Boden lösen, das Knie unter den Körper anziehen und anschließend in Verlängerung des Oberkörpers nach hinten strecken. Dabei den Kopf in Verlängerung der Wirbelsäule halten.

Wirkung: Dynamische Kräftigung der unteren Rückenmuskulatur.

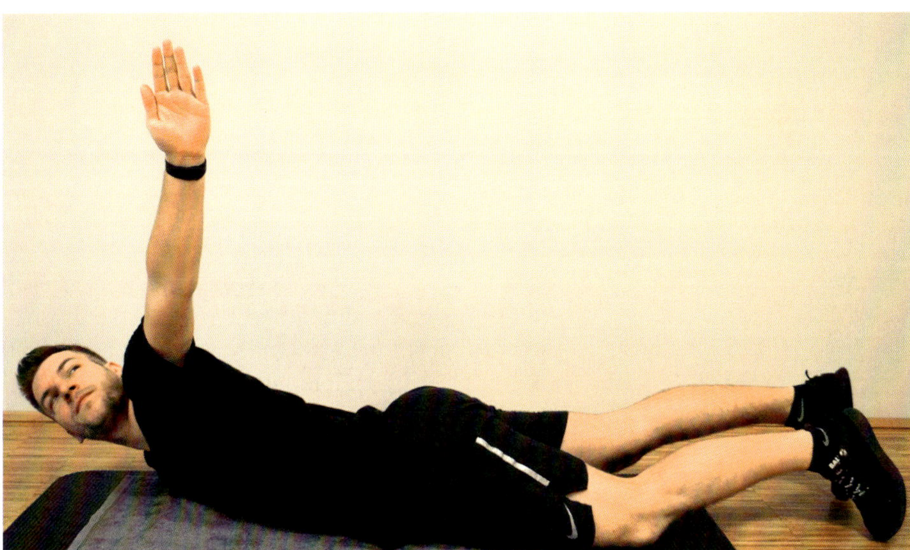

In der **Bauchlage** die Arme seitlich strecken und leicht anheben. Anschließend den Oberkörper ohne Schwung soweit wie möglich anheben, wieder absenken. Dabei den Kopf in Verlängerung der Wirbelsäule halten und die Knie und Füße am Boden lassen.

Wirkung: Dynamische Kräftigung der unteren Rückenmuskulatur.

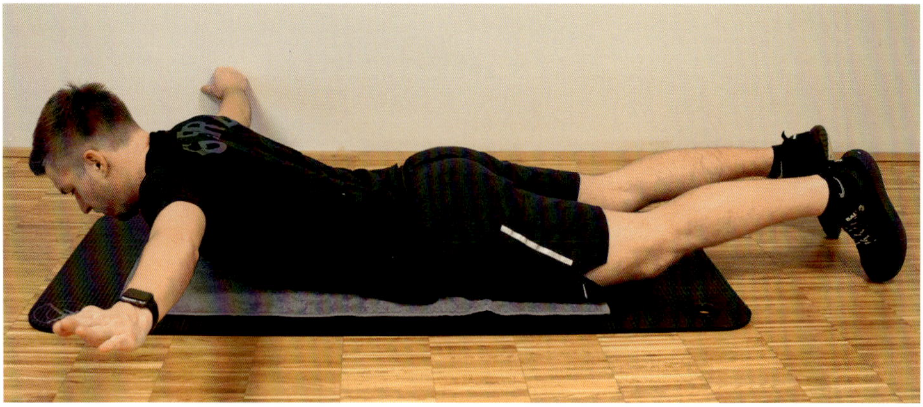

In der **Bauchlage** die Arme seitlich strecken und den Kopf zu einer Seite drehen. Anschließend in Blickrichtung den Oberkörper und den gestreckten Arm ohne Schwung soweit wie möglich anheben, wieder absenken. Dabei die Knie und Füße am Boden lassen.

Wirkung: Dynamische Kräftigung der unteren Rückenmuskulatur.

4.2.3 Segmentale Stabilisation

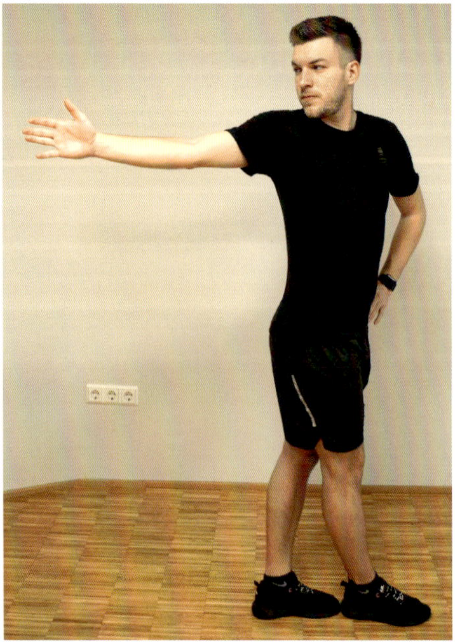

Im **Tandemstand** (= Ferse an Fußspitze) die Hand des hinteren Fußes in die Seite stützen und den anderen Arm auf Schulterhöhe nach vorne strecken. Anschließend den gestreckten Arm sowie den Oberkörper so weit wie möglich nach hinten öffnen und wieder nach vorne schließen.

Wirkung
Kräftigung der tiefliegenden Rumpfmuskulatur unter Förderung von Balance und Gleichgewicht.

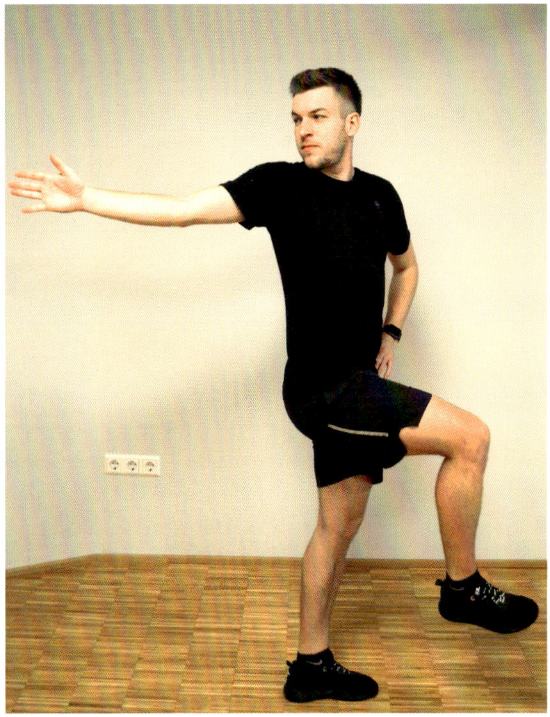

Im **Einbeinstand** den Arm auf der Seite des angehobenen Beines auf Schulterhöhe nach vorne strecken. Dabei zeigt der Daumen nach oben. Anschließend den gestreckten Arm nach außen öffnen und wieder nach vorne schließen. Dabei folgt der Blick jeweils dem Daumen durch Drehung des Kopfes.

Wirkung
Kräftigung der tiefliegenden Rumpfmuskulatur unter Förderung von Balance und Gleichgewicht.

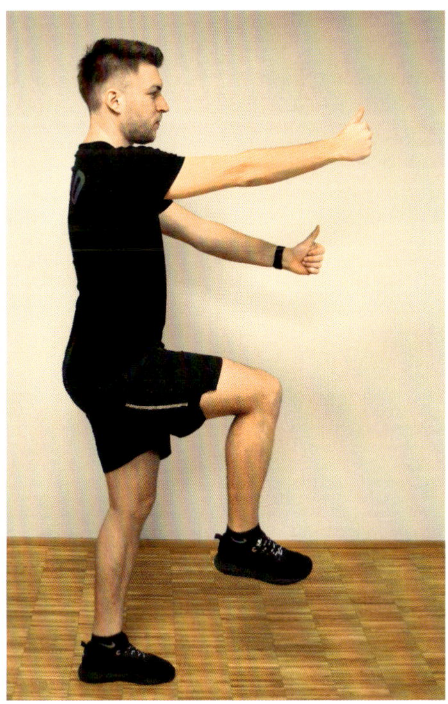

Im **Einbeinstand** beide Arme auf Schulterhöhe nach vorne strecken. Dabei zeigen die Daumen nach oben. Anschließend die gestreckten Arme wechselseitig in kleinen schnellen Bewegungen auf und ab bewegen.

Wirkung
Kräftigung der tiefliegenden Rumpfmuskulatur unter Förderung von Balance und Gleichgewicht.

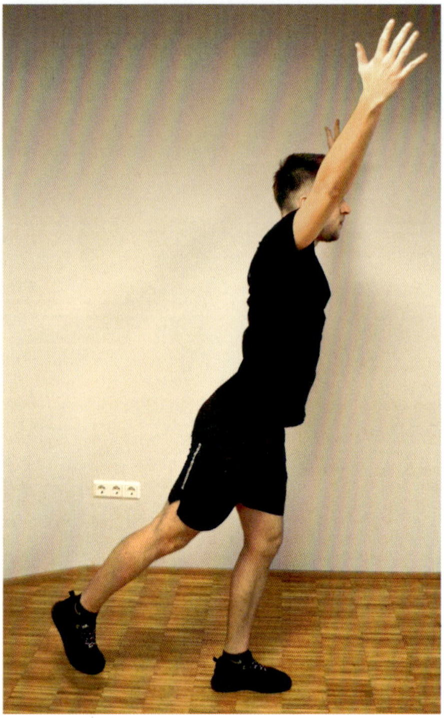

In **Schrittstellung** den Oberkörper leicht nach vorne neigen und die Arme nach oben strecken. Dabei Kopf und Rücken gerade halten. Anschließend den hinteren Fuß vom Boden lösen und das gestreckte Bein leicht anheben. Danach das hintere Bein sowie die Arme vor den Körper zusammenziehen und wieder strecken.

Wirkung
Kräftigung der tiefliegenden Rumpfmuskulatur unter Förderung von Balance und Gleichgewicht.

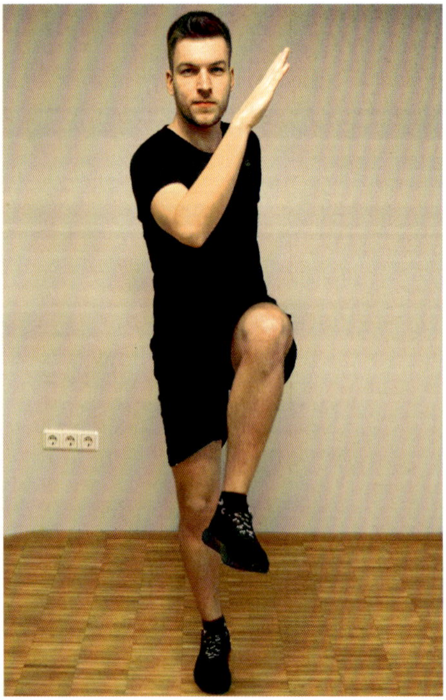

Im **Parallelstand** die Arme in V-Position nach oben strecken. Anschließend ein Bein leicht seitlich anheben und den Oberkörper zur anderen Seite neigen. Danach das angehobene Bein sowie den gegenüberliegenden Arm vor den Körper zusammenziehen und wieder strecken.

Wirkung
Kräftigung der tiefliegenden Rumpfmuskulatur unter Förderung von Balance und Gleichgewicht.

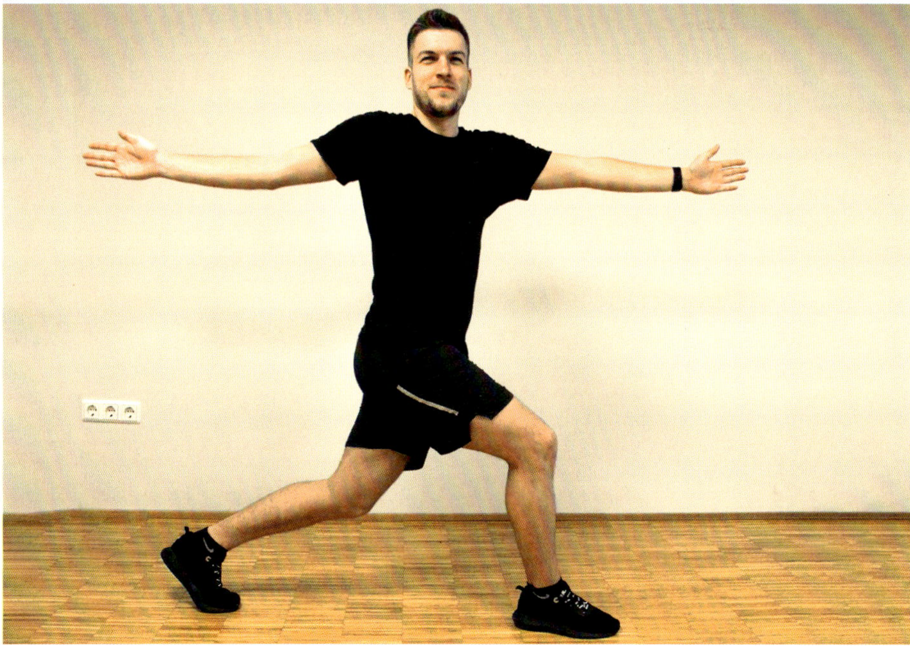

Im **Ausfallschritt** die Arme auf Schulterhöhe seitlich nach außen strecken. Dabei Kopf und Rücken gerade halten. Anschließend den Oberkörper sowie die gestreckten Arme so weit wie möglich zur Seite des vorderen Beines drehen und wieder in die Ausgangsstellung zurückkehren.

Wirkung: Kräftigung der tiefliegenden Rumpfmuskulatur unter Förderung von Balance und Gleichgewicht.

Im **Kniestand** die Arme auf Brusthöhe nach vorne strecken, den Oberkörper leicht nach vorne neigen und den Po nach hinten rausschieben. Dabei Kopf und Rücken gerade halten. Anschließend beide Füße leicht vom Boden lösen und den Körper auf den Knien ausbalancieren.

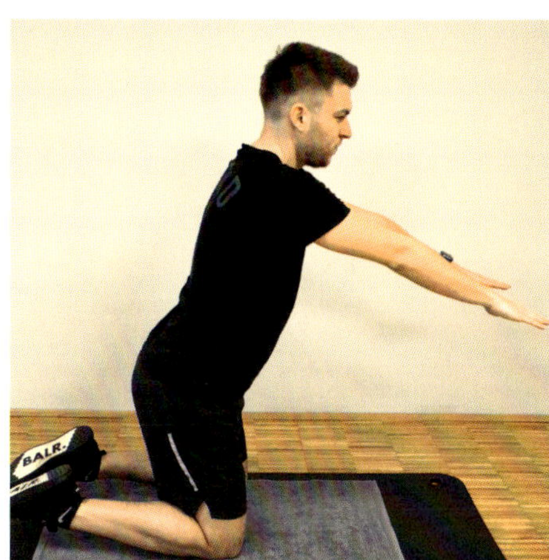

Wirkung
Kräftigung der tiefliegenden Rumpfmuskulatur unter Förderung von Balance und Gleichgewicht.

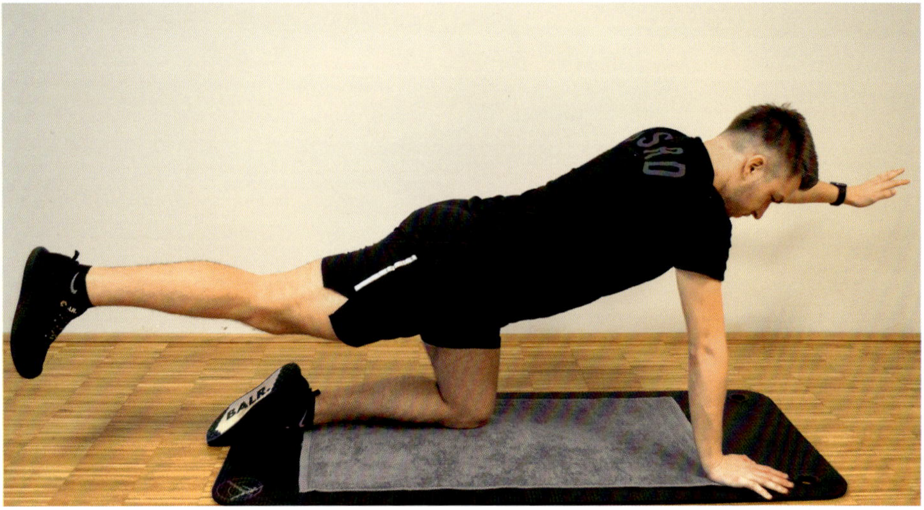

Im **Vierfüßlerstand** einen Arm und das diagonale Bein in Verlängerung des Oberkörpers gestreckt anheben. Dabei Kopf und Rücken gerade halten und die am Boden verbleibende Fußspitze leicht anheben. Anschließend den gestreckten Arm sowie das gestreckte Bein unter dem Körper zusammenziehen und wieder strecken.

Wirkung: Kräftigung der tiefliegenden Rumpfmuskulatur unter Förderung von Balance und Gleichgewicht.

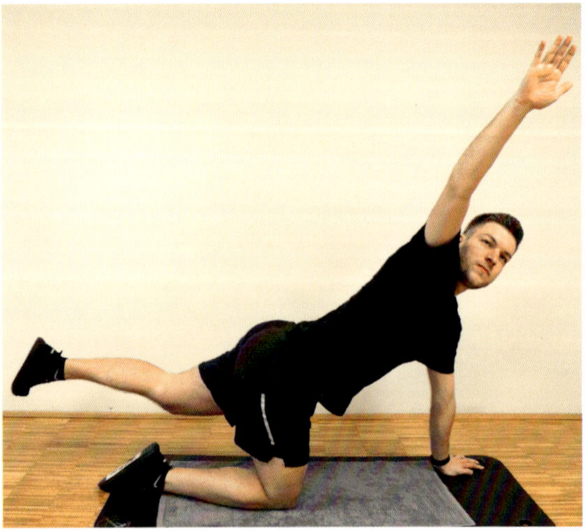

Im **Vierfüßlerstand** ein Bein in Verlängerung des Oberkörpers gestreckt anheben. Dabei Kopf und Rücken gerade halten. Anschließend den diagonalen Arm vom Boden lösen, unter dem anderen Arm nach außen durchschieben und danach so weit wie möglich nach oben zur Decke strecken. Dabei den Oberkörper jeweils mitdrehen.

Wirkung: Kräftigung der tiefliegenden Rumpfmuskulatur unter Förderung von Balance und Gleichgewicht.

4.3 Beweglichkeit

Dehnung im Bereich der HWS

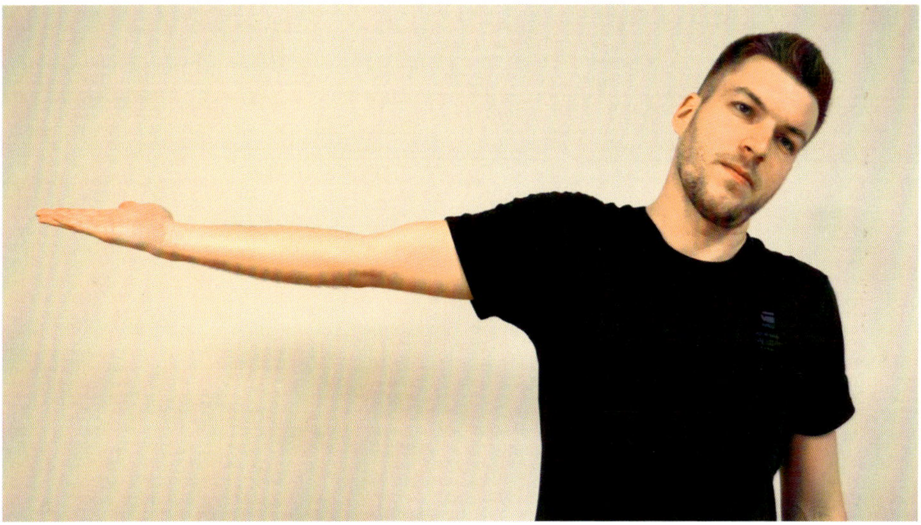

Im **Sitzen** Kopf und Rücken gerade halten und die Arme seitlich hängen lassen. Anschließend den Kopf so weit wie möglich zu einer Seite neigen und dabei versuchen das Ohr auf der Schulter abzulegen. Dabei den Gegenarm auf Schulterhöhe seitlich vom Körper so weit wie möglich wegstrecken.

Wirkung: Dehnung der seitlichen Halsmuskulatur.

Im **Sitzen** Kopf und Rücken gerade halten und die Arme seitlich hängen lassen. Anschließend den Kopf so weit wie möglich zu einer Seite drehen und dabei versuchen das Kinn auf der Schulter abzulegen.

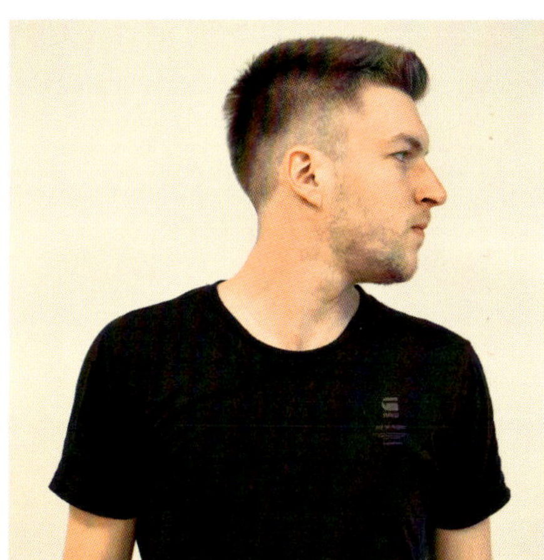

Wirkung
Dehnung der seitlichen Halsmuskulatur.

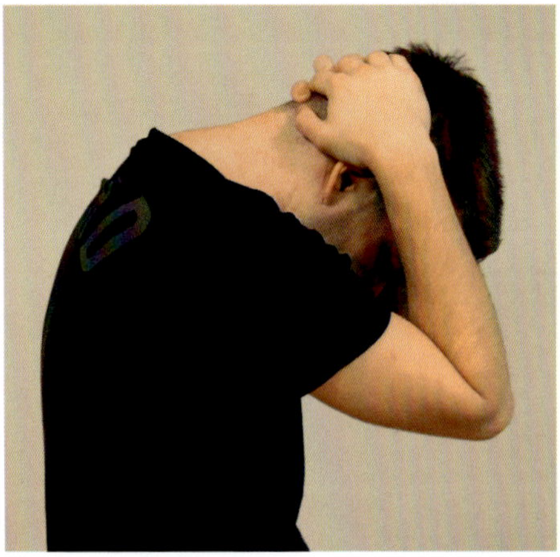

Im **Sitzen** Kopf und Rücken gerade halten und die Arme seitlich hängen lassen. Anschließend den Kopf so weit wie möglich mit dem Kinn zum Brustbein ziehen. Dabei die Hände von oben auf den Hinterkopf legen und so die Dehnung verstärken.

Wirkung
Dehnung der hinteren Halsmuskulatur.

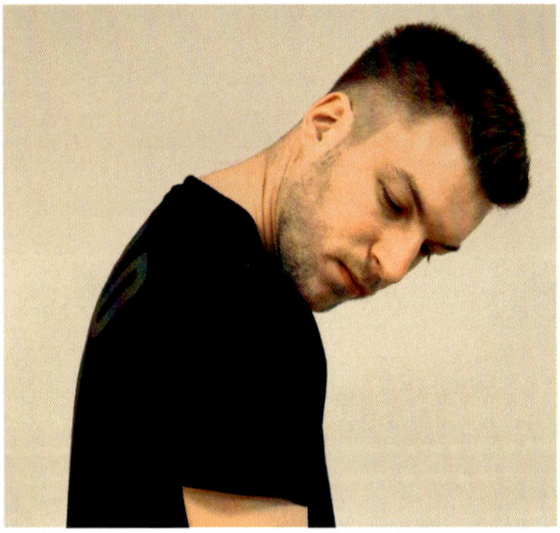

Im **Sitzen** Kopf und Rücken gerade halten und die Arme seitlich hängen lassen. Anschließend den Kopf so weit wie möglich mit dem Kinn zum Brustbein ziehen. Danach das Kinn entlang des Schlüsselbeins zu einer Schulter drehen.

Wirkung
Dehnung der seitlichen und hinteren Halsmuskulatur.

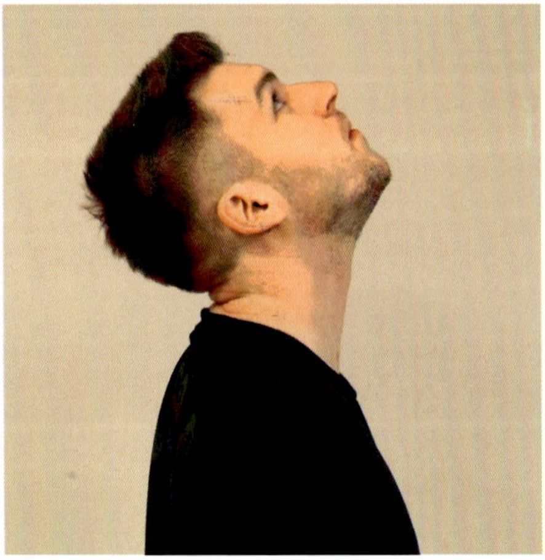

Im **Sitzen** Kopf und Rücken gerade halten und die Arme seitlich hängen lassen. Anschließend den Kopf so weit wie möglich mit dem Kinn zur Decke anheben.

Wirkung
Dehnung der vorderen Halsmuskulatur.

Dehnung im Bereich der BWS

Im **Sitzen** die gestreckten Arme auf Brusthöhe nach vorne anheben und die Finger ineinander verschränken. Anschließend den Kopf zwischen die Arme fallen lassen und die Schulterblätter so weit wie möglich nach außen öffnen.

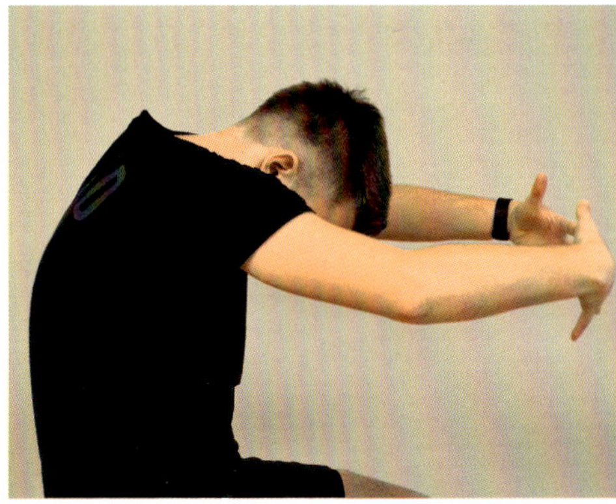

Wirkung
Dehnung der oberen Rückenmuskulatur.

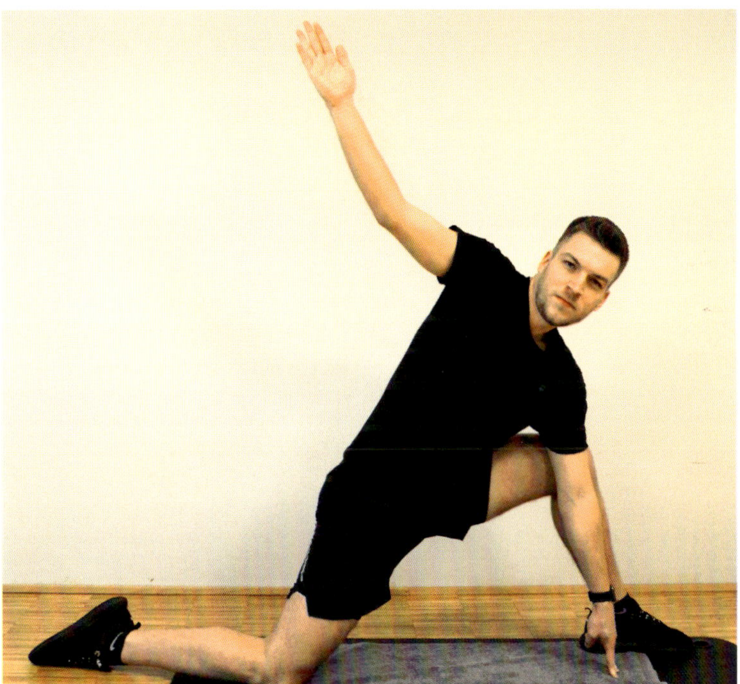

Im **einseitigen Kniestand** den Gegenarm gestreckt neben dem vorderen Fuß am Boden aufstellen. Anschließend den anderen Arm so weit wie möglich zur Decke strecken und dabei den Oberkörper und den Kopf mitdrehen.

Wirkung: Dehnung der Brustmuskulatur.

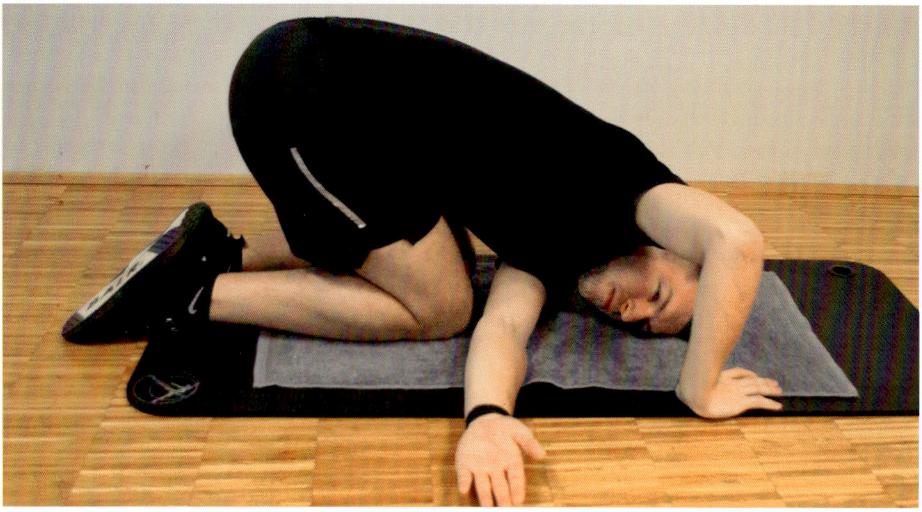

Im **Vierfüßlerstand** einen Arm vom Boden lösen und so weit wie möglich unter dem anderen Arm nach außen durchschieben. Dabei den Oberkörper mitdrehen und die Schulter sowie den gestreckten Arm am Boden ablegen.

Wirkung: Dehnung der oberen Rückenmuskulatur.

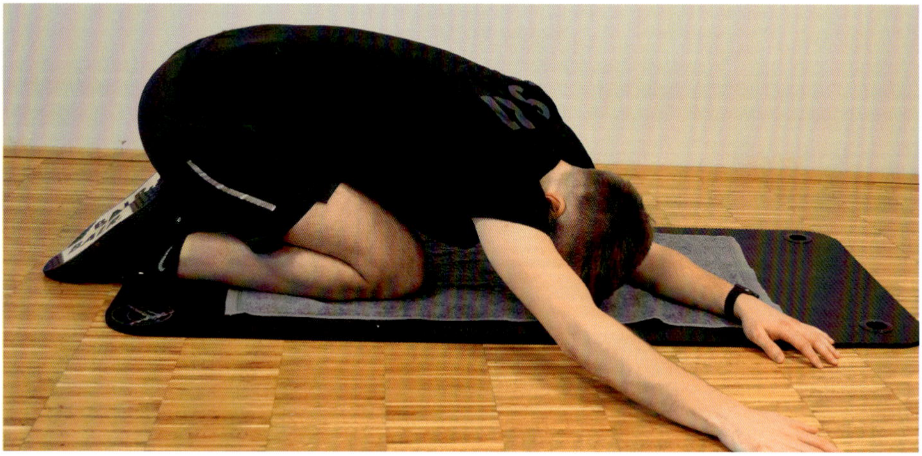

Im **Vierfüßlerstand** den Po auf die Fersen runterziehen und die Arme nach vorne strecken. Anschließend den Oberkörper und die gestreckten Arme so weit wie möglich zu einer Seite verlagern und die Hüfte zur Gegenseite nach außen ziehen.

Wirkung: Dehnung der seitlichen Rumpfmuskulatur.

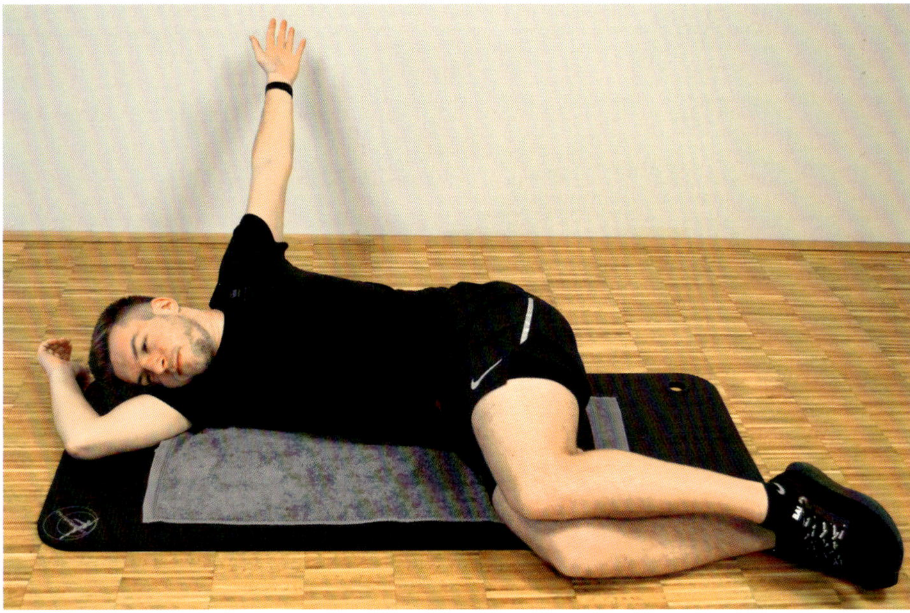

In der **Seitlage** die Beine nach vorne winkeln und den Kopf in den unteren Arm ablegen. Anschließend den oberen Arm zur Decke strecken und danach so weit wie möglich nach hinten führen. Dabei den Oberkörper und den Kopf mitdrehen.

Wirkung: Dehnung der Brustmuskulatur.

Dehnung im Bereich der LWS

Im **Sitzen** die Beine etwas öffnen und die Knie leicht beugen. Anschließend den Oberkörper so weit wie möglich nach vorne zwischen die Knie absenken und mit den Händen unter den Knien durch die Füße fassen.

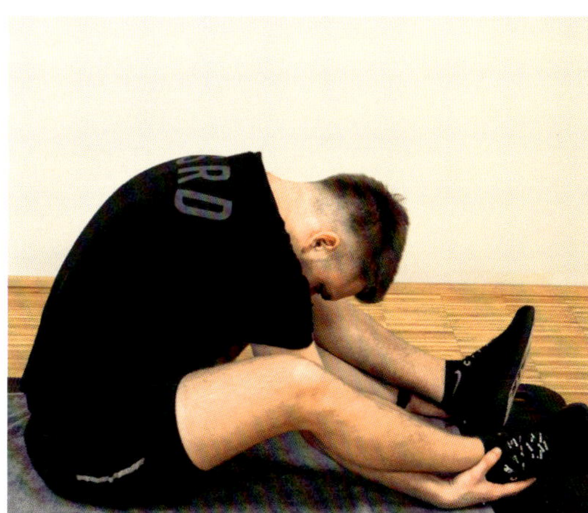

Wirkung
Dehnung der unteren Rückenmuskulatur.

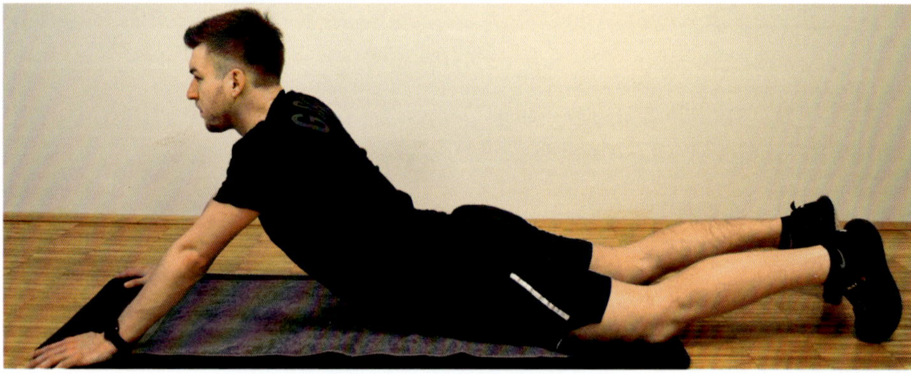

In der **Bauchlage** den Oberkörper so weit wie möglich nach oben aufrichten und den Blick zur Decke richten. Dabei die gestreckten Arme nach vorne aufstützen und die Hüfte am Boden lassen

Wirkung: Dehnung der geraden Bauchmuskulatur.

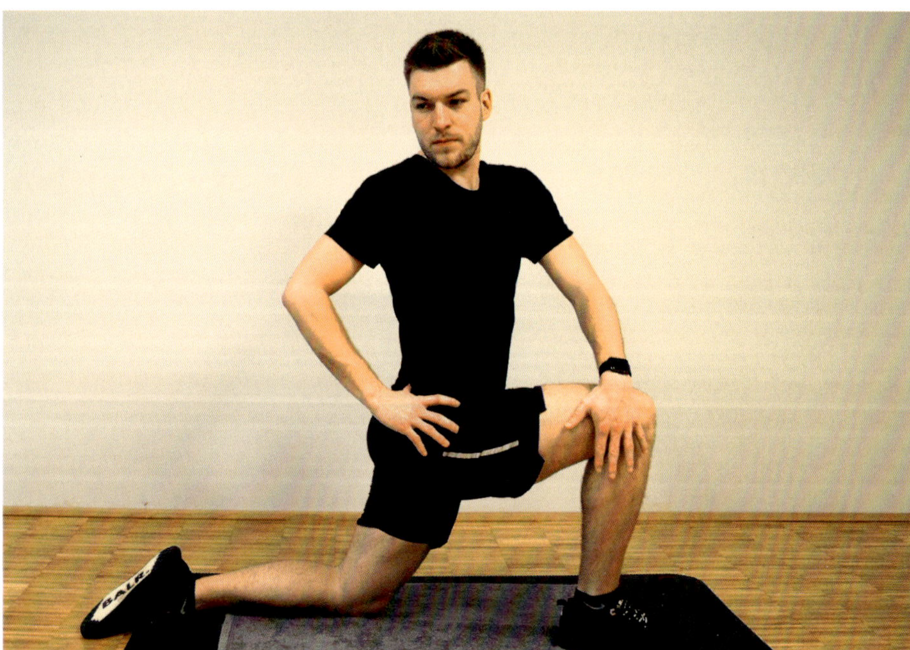

Im **einseitigen Kniestand** Kopf und Rücken gerade halten und den vorderen Fuß weit nach vorne setzen. Anschließend die Hüfte so weit wie möglich nach vorne unten schieben. Dabei den Oberkörper so weit wie möglich zur Seite des vorderen Beines drehen und mit der Gegenhand am Oberschenkel festhalten.

Wirkung: Dehnung der Hüftbeugemuskulatur.

4.4 Entspannung

Mein Ruheraum

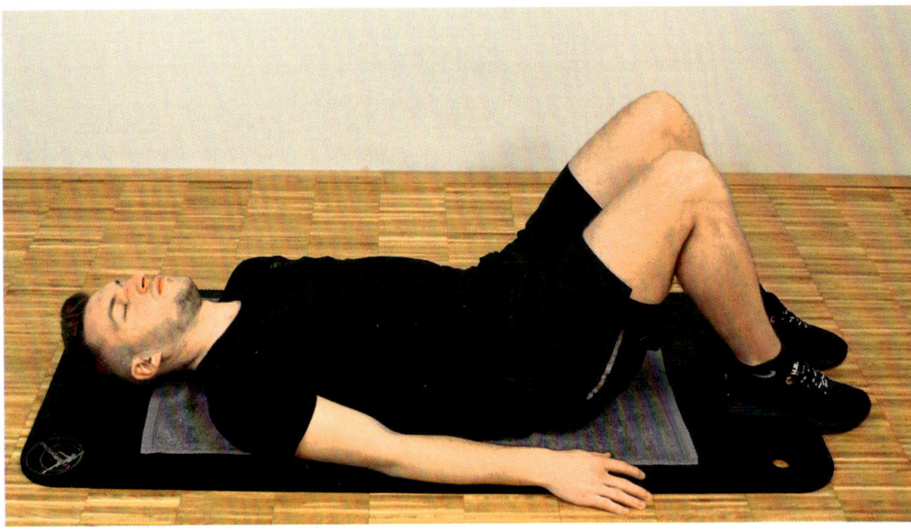

Übungsbeschreibung

In entspannter **Rückenlage** die Augen schließen und sich in Gedanken einen wunderschönen Raum oder Ort vorstellen, den man nach den eigenen Ideen gestaltet. Dabei geht es primär darum, positive Emotionen mit der vorherrschenden Umgebungssituation zu verbinden.

Dazu gehören insbesondere

- Geräusche
- Farben
- Düfte
- Temperatur
- Anwesende/abwesende Personen

Wirkung

Passive Förderung der Entspannungsfähigkeit.

Eigenwahrnehmung

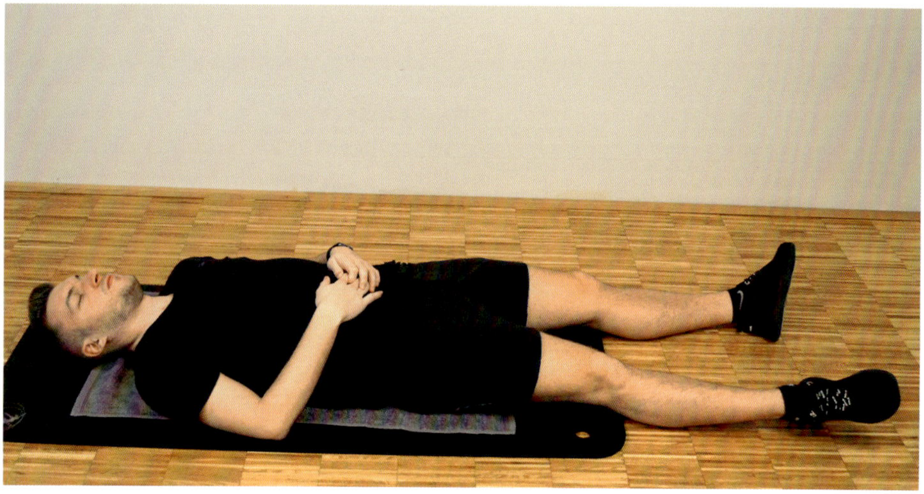

Übungsbeschreibung

In entspannter Rückenlage die Augen schließen und sich auf die Wahrnehmung des eigenen Körpers konzentrieren. Dabei versuchen, diese bewusst zu steuern.

Dazu gehören insbesondere

- Muskelspannungen
- Atmung
- Herzschlag

Wirkung

Passive Förderung der Entspannungsfähigkeit sowie Förderung der Körperwahrnehmung.

Außenwahrnehmung

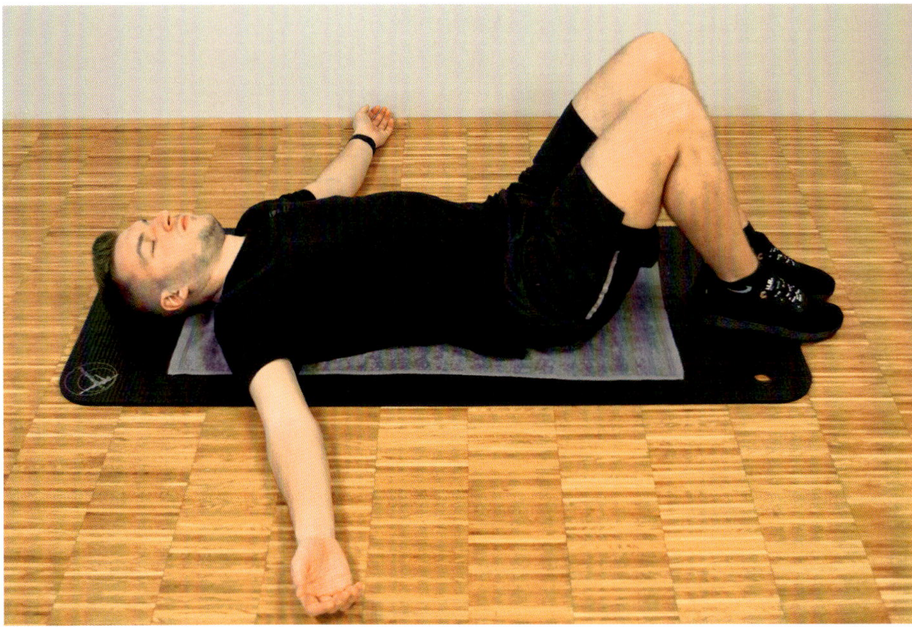

Übungsbeschreibung

In entspannter Rückenlage die Augen schließen und sich auf die Wahrnehmung äußerer Reize konzentrieren. Dabei einen angenehmen Reiz identifizieren und die gesamte Aufmerksamkeit darauf ausrichten.

Dazu gehören insbesondere

- Geräusche
- Düfte
- Temperatur

Wirkung

Passive Förderung der Entspannungsfähigkeit sowie Förderung der Wahrnehmungslenkung.

Atementspannung

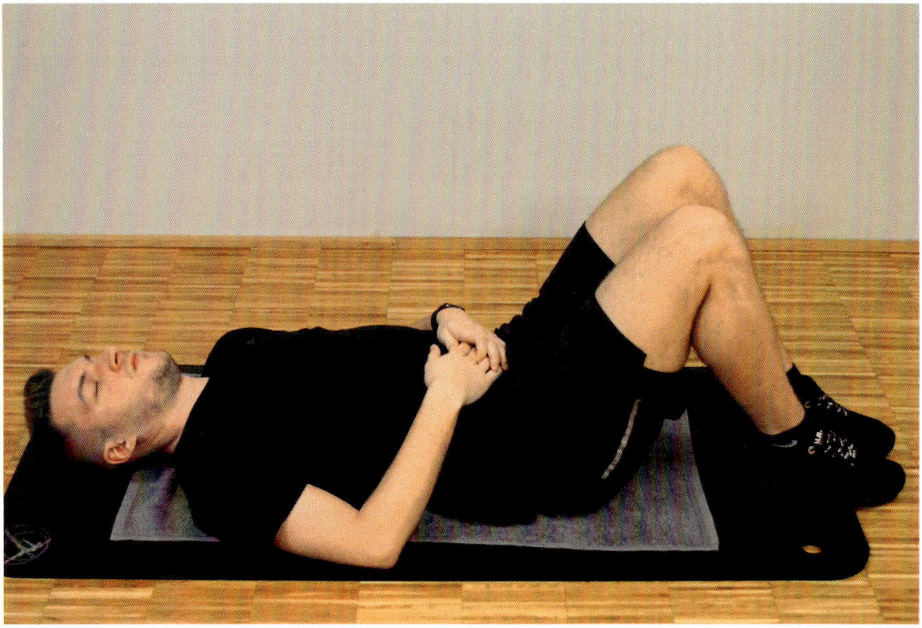

Übungsbeschreibung

In entspannter Rückenlage die Augen schließen und sich auf die Beruhigung der eigenen Atmung konzentrieren. Dazu erfolgt die tiefe Einatmung bewusst über die Etagen Brust – Flanke – Bauch durch die Nase. Die Ausatmung wird dabei einen Moment verzögert und erfolgt durch den leicht geschlossenen Mund bewusst über die Etagen Bauch – Flanke – Brust.

Wirkung

Aktive Förderung der Entspannungsfähigkeit sowie Förderung der Körperwahrnehmung.

Anspannung – Entspannung

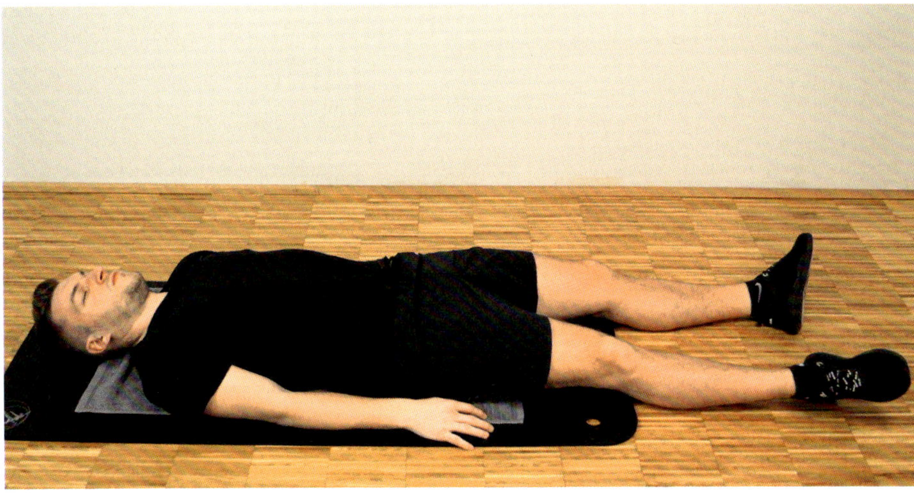

Übungsbeschreibung

In entspannter Rückenlage die Augen schließen und nacheinander die Extremitäten ganz leicht gestreckt anheben und anspannen. Die Spannung für ca. 15 Sekunden halten und danach wieder für den doppelten Zeitraum ablegen und entspannen. Jede Extremität wird zwei Mal angespannt, bevor zur nächsten gewechselt wird. Bei jedem Wechsel erfolgt eine Wahrnehmungslenkung auf Unterschiede zu den anderen Extremitäten, insbesondere auf das Empfinden von

- Wärme/Kälte
- Schwere/Leichtigkeit

Wirkung

Aktive Förderung der Entspannungsfähigkeit sowie Förderung der Körperwahrnehmung.

5 Sport bei Bandscheibenvorfall

Die Diagnose Bandscheibenvorfall bedeutet für viele Patienten auch heute noch ein einschneidendes Ereignis in den beruflichen wie privaten Alltag. Oft gehen damit insbesondere die physische Schonung und die Reduzierung der körperlichen Belastung einher.

Hier im Gegenteil schnellstmöglich wieder in die Bewegung und die tägliche Routine zu kommen, ist jedoch entscheidend bei der Vermeidung chronischer Schmerzen. Entscheidend im Umgang mit der Diagnose und den daraus resultierenden Beschwerden ist dabei die Entwicklung eines Gesundheitsbewusstseins und damit verbunden die aktive Übernahme der persönlichen Verantwortung für die positive Beeinflussung der eigenen Gesundheit.

Sport und ein Plus an täglicher aktiver Bewegungszeit sind dabei ein wesentlicher Erfolgsfaktor. Welche Bewegungs- und Sportaktivitäten dabei sinnvoll sind und was man dabei beachten sollte, wird nachfolgend beschrieben.

5.1 Prinzipien für Sport bei Bandscheibenvorfall

Mehr Bewegung im Alltag sowie gezielte sportliche Aktivität können helfen, die Beschwerden nach einem Bandscheibenvorfall zu lindern und die physische wie psychische Gesundheit positiv zu beeinflussen.

Dennoch sollten Bandscheibenpatienten dabei gezielt vorgehen, denn nicht alle Bewegungsformen bzw. alle Sportarten sind gleichermaßen geeignet. So gilt es, bestimmte (Qualitäts)Kriterien von Sport und Bewegung zu berücksichtigen, die den Patienten dabei unterstützen, wieder leistungsfähig und beschwerdefrei zu werden.

Wie auch bei den praktischen Übungsformen weisen wir im Folgenden darauf hin, dass damit allgemeine Empfehlungen ohne therapeutischen Anspruch gegeben werden und im Einzelfall auch immer Rücksprache mit dem behandelnden Arzt gehalten werden sollte.

Belastungsdosierung von Sport bei Bandscheibenvorfall

Eine allgemeine Aussage über die Belastungsdosierung im Sport bei Bandscheibenvorfällen zu treffen ist nahezu unmöglich. Viel zu unterschiedlich sind dabei die individuellen Voraussetzungen, die von den Patienten mitgebracht werden. Dazu zählen vor allem:

- Subjektives Belastungsempfinden
- Individuelles Schmerzempfinden
- Persönlicher Fitness- und Trainingszustand
- Heilungsprozess und Reizsituation

So muss sich ein Patient bereits nach wenigen Schritten hinsetzen, während ein anderer problemlos joggen kann.

Dies führt in der Praxis dazu, dass man sich an die eigene Belastung im Training herantasten muss. Ein wesentlicher Indikator in der Bewertung ist dabei das individuelle Schmerzempfinden:

- Akuter dumpfer oder stechender Schmerz
- Schmerzen am Abend oder nachfolgendem Morgen
- Ansteigender Schmerz mit dem Maximum zwei Tage nach der Belastung
- Schmerzen länger als drei Tage nach der Belastung

Bei akut auftretenden Schmerzen gilt es, die Belastung sofort abzubrechen, den Körper zu entlasten und je nach Bedarf die entsprechende Stelle zu kühlen oder zu wärmen.

Bei Schmerzen, die sich am Abend der Belastung oder bis zum folgenden Morgen bemerkbar machen, ist davon auszugehen, dass die Belastung zu hoch und/oder die Bewegung (bzw. die Sportart) falsch gewählt war.

Sich aufbauende Beschwerden in der Muskulatur, die am zweiten Tag ihren Höhepunkt erreichen, werden im Volksmund als Muskelkater bezeichnet. Dabei handelt es sich um winzig kleine Verletzungen (Mikrotraumen) im Bereich der Muskelfasern und deuten auf eine zu hohe Belastung hin. Die gewählte Bewegung scheint dabei keine Auswirkungen zu haben und kann beibehalten werden.

Sollten die Schmerzen länger als drei Tage bei gleichbleibend hoher Qualität anhalten, wird empfohlen, Rücksprache mit dem behandelnden Arzt zu halten.

Neben dem individuellen Schmerzempfinden spielt auch der persönliche Fitness- und Trainingszustand eine entscheidende Rolle in der Belastungsdosierung beim Sport nach Bandscheibenvorfall. So unterscheiden wir grundsätzlich

- Trainingseinsteiger (= < 75 min. intensive oder 150 min. moderate sportliche Belastung pro Woche)
- Fortgeschrittene Freizeitsportler (= mind. 75 min. intensive oder 150 min. moderate sportliche Belastung pro Woche)
- Erfahrene Sportler (= deutlich mehr als 75 min. intensive oder 150 min. moderate sportliche Belastung pro Woche)

So können das individuelle Fitnessniveau und die damit verbundenen Belastungs-, Körper- und Bewegungserfahrungen dazu beitragen, schneller und intensiver in das Training nach einem Bandscheibenvorfall zurückzukehren, bzw. damit zu beginnen.

Darüber hinaus sollte auch das Anforderungs- und Belastungsprofil einer jeden Sportart bedacht werden. Denn explosive und schnellkräftige Bewegungen (z. B. Sprint- und Schlagbewegungen), Rotationsbewegungen (z. B. Rückschlagsportarten) und/oder hohe Stoßbelastungen (z. B. Sprung- und Laufbewegungen) können insbesondere in einer akuten Schmerzphase nachteilig sein.

Abschließend geben wir noch ein paar Hinweise, was bei der Durchführung eines Bewegungs- oder Sportprogramms unbedingt zu beachten ist:

- Durchführen des Trainings erst nach intensivem Aufwärmen.
- Belastung und Bewegungsart an individuelle Voraussetzungen (Trainingszustand, Heilungsprozess, Schmerzempfinden) anpassen.
- Explosive und schnellkräftige Bewegungen nach Möglichkeit vermeiden.
- Rotationsbewegungen im Oberkörper kontrolliert und langsam durchführen.
- Hohe Stoßbelastungen reduzieren.
- Zyklische Bewegungsmuster (z. B. Radfahren) bevorzugen.
- Kräftigungsgymnastik bzw. Krafttraining für die Rumpfmuskulatur in Form eines Kraftausdauertrainings ergänzen.
- Übungen zur Dehnung der Muskulatur in Form eines statischen Dehntrainings einbauen.

5.2 Geeignete Sportarten

Ähnlich zur Belastungsdosierung, muss auch zur allgemeinen Empfehlung geeigneter Sportarten bei einem Bandscheibenvorfall festgehalten werden, dass es nahezu unmöglich erscheint, alle potenziellen Sport- und Bewegungsarten in geeignet, eher geeignet oder gar eher ungeeignet zu differenzieren. Zu vielseitig ist mittlerweile die moderne Sportlandschaft geworden, und selbst wenn man bestimmte Sportarten identifiziert, so kann man diese mehr oder weniger intensiv und demensprechend eher leistungs- bzw. gesundheitsfördernd umsetzen.
Und so lohnt sich zur genaueren Betrachtung ein Blick auf die beliebtesten Sportaktivitäten der Deutschen aus dem Jahr 2018 in der nachfolgenden Abbildung, um hier den Kreis möglicher Sportarten einzugrenzen. Denn hier sehen wir einen guten Überblick über die Ausprägungsformen von Sport, die sich entsprechend kategorisieren lassen:

- **Fitnessorientierter Sport**: Fitness, Kraftsport, Functional Training, etc.
- **Vereinssport:** Fußball, Tanzen, Tennis, Badminton, etc.
- **Individueller Sport:** Joggen, Schwimmen, Radfahren, Wandern, Yoga

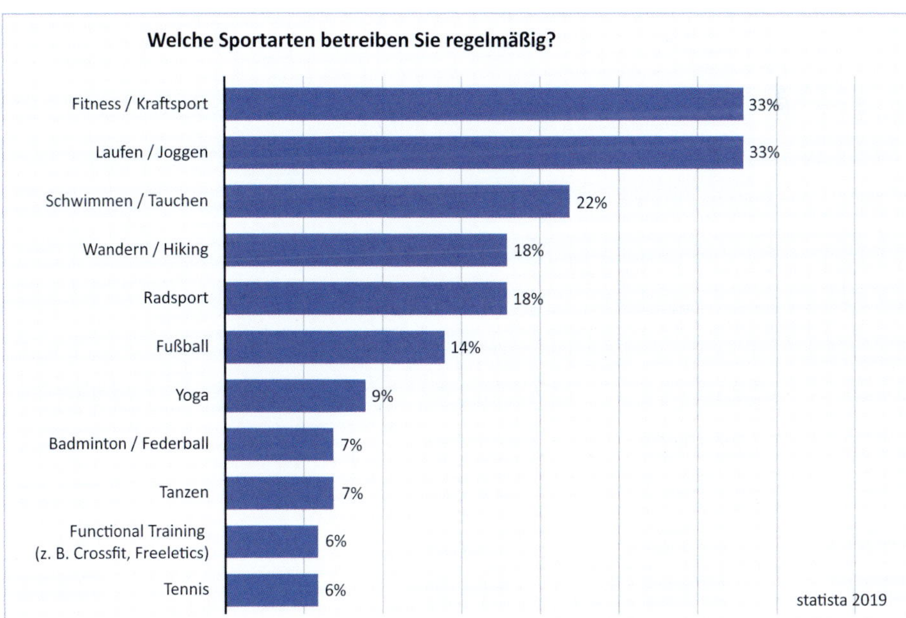

Abb. 11: Beliebteste Sportarten in Deutschland 2018 (statista 2019)

Daraus lässt sich dann ein allgemeines Empfehlungsprofil zu den beliebtesten Sportarten in Deutschland bei einem Bandscheibenvorfall ableiten, welches in Tabelle 6 abgebildet wird. Dabei wird jedoch darauf hingewiesen, dass im Einzelfall von diesem Profil sowohl im Positiven, wie auch im Negativen abgewichen werden kann.

Tab. 6: Empfehlungsprofil zu Sport bei Bandscheibenvorfall bei den beliebtesten Sportarten in Deutschland

Sportart	Geeignet	Eher geeignet	Eher ungeeignet
Fitnesstraining	x		
Laufen/Joggen		x	
Schwimmen	x		
Wandern	x		
Radsport	x		
Fußball			x
Yoga	x		
Badminton			x
Tanzen		x	
Functional Training		x	
Tennis			x

6 Tipps für Alltag und Beruf

Der Bandscheibenvorfall kann für den einzelnen Patienten ein sehr schmerzhaftes und einschneidendes Ereignis sein und sich – je nach betroffenem Bereich der Wirbelsäule – auch auf weitere Körperregionen auswirken.

Dennoch ist es für die Betroffenen wichtig, schnellstmöglich wieder in die Bewegung und somit auch in Alltagsroutinen im Beruf, Haushalt oder Freizeit zu gelangen.

Um Schmerzen zu vermeiden oder aus Angst vor einer Verschlimmerung legen Bandscheibenpatienten dabei häufig fehlerhafte Bewegungsmuster oder Ausgleichsbewegungen an den Tag, die auf Dauer für weitere Beschwerden am Muskel-Skelett-System führen können.

Mit den nachfolgenden Tipps geben wir Hilfestellungen, die den Einstieg in den normalen Alltag nach einem Bandscheibenvorfall erleichtern sollen. Grundsätzlich gilt dabei, wie bei den praktischen Übungen auch, dass es sich hierbei um praxiserprobte Empfehlungen handelt, die jedoch im Einzelfall ausprobiert werden müssen.

Büroarbeit/Sitzen

Gemäß dem DAK Gesundheitsreport 2018 sitzt der Mensch durchschnittlich etwa 7,5 Stunden täglich. Menschen mit sitzender Tätigkeit kommen dabei deutlich über 10 Stunden pro Tag.

Somit sollten die Bemühungen der Gesundheitsförderung im Falle eines Bandscheibenvorfalls bereits beim Sitzen auf einem Bürostuhl beginnen. Dieser muss zunächst in der Raumorientierung genug Platz bieten, sich zu drehen, um nirgendwo an Hindernissen anzustoßen. Während der Tätigkeit sollte der Rücken an der Lehne ruhen, damit diese ihre stützende Funktion ausüben kann. Beide Füße stehen dann beim Sitzen nach Möglichkeit fest auf dem Boden und besitzen unter dem Schreibtisch genug Freiraum. Abschließend ist die Höhe des Stuhls so einzustellen, dass die Armlehnen eine Linie mit der Tischkante bilden, so das die Arme bei Bildschirmarbeit entspannt darauf abgelegt werden können. Ein Kniewinkel von ca. 90° wäre dabei ideal.

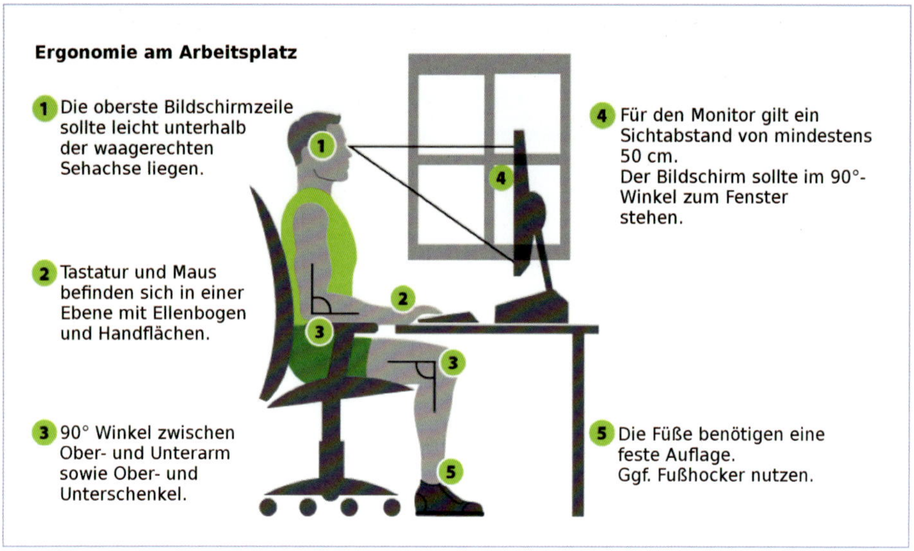

Abb. 12: Ergonomisches Sitzen (https://www.ergonomie-am-arbeitsplatz-24.de/dynamisches-sitzen/)

Doch bei aller Einstellung und Qualität des Stuhls gilt jedoch, dass die Sitzhaltung nicht dauerhaft starr eingehalten werden darf. Sich dynamisch auf dem Stuhl zu bewegen oder noch besser, regelmäßig aufzustehen und sich ein paar Schritte zu bewegen, kommt dem Bewegungsmangel entgegen, fördert die Durchblutung und steigert die Konzentration für die nachfolgenden Aufgaben.

Autofahren

Mit einem Bandscheibenvorfall können selbst kürzere Strecken mit dem Auto zur Qual werden. Die richtige Einstellung des Autositzes kann hier Linderung verschaffen und dazu beitragen, dass wieder längere Strecken mit dem Auto zurückgelegt werden können.

Dabei ist es wichtig, den Autositz in der Höhe so einzustellen, dass man einerseits einen Rundumblick hat, andererseits aber auch die Instrumente gut lesen kann. Ein zu niedrig eingestellter Sitz wirkt sich zudem nachteilig auf die Beckenposition und die Bandscheiden in der Lendenwirbelsäule aus.

Weiterhin liegen die Oberschenkel so auf der Sitzfläche auf, dass die Sitzkante zur Kniekehle noch einige Zentimeter Platz hat. Mit dem Gesäß wird dazu ganz nah an die Rückenlehne herangerutscht.

Insgesamt wird eine eher aufrechte Sitzhaltung empfohlen, bei der die Schultern auch dann noch Kontakt zur Rückenlehne haben, wenn das Lenkrad gefasst wird.

Heben und Tragen

Egal ob in der Freizeit, im Alltag oder im Beruf, das Heben und Tragen von Lasten unterschiedlichster Gewichte lässt sich meist nicht vermeiden. Umso wichtiger ist es dann, darauf zu achten, dass man das Gewicht mit geradem Rücken aus den Beinen anhebt und dann nah am Körper transportiert. Weiterhin sollte das einseitige Tragen von Lasten vermieden werden. Eine gleichmäßige Verteilung auf beide Seiten ist hier ratsam. Grundsätzlich gilt, dass das Heben und Tragen von schweren Lasten am besten mit einem Partner oder Kollegen gelingt.

7 Anhang

7.1 Literatur

Froböse, I., Bialla, B. & Wallmann-Sperlich, B. (2022). *Der DKV-Report „Wie gesund lebt Deutschland"*. Köln: Zentrum für Gesundheit der Deutschen Sporthochschule Köln

Grönemeyer, D. (2004). *Mein Rückenbuch* (2. Aufl.). München: Goldmann.

Janda, V. (1986). *Muskelfunktionsdiagnostik*. München: Urban & Fischer.

Keller, S. (2004). *Das Rückenbuch. Aktiv gegen Schmerzen*. Berlin: Stiftung Warentest.

Kunert, C. (2008). *Dehnen – Lockern – Entspannen. Fit und gesund durch richtiges Stretching*. Wiebelsheim: Limpert.

Kunert, C. (2009). *Rücken Vital. Präventives Rückentraining*. Schorndorf: Hofmann.

Kunert, C. (2014). *Koordination und Gleichgewicht. 92 bewährte Übungen für eine bessere Körperbeherrschung*. Wiebelsheim: Limpert.

Kunert, C. (2014). *Vital & Gesund. Präventives Fitnesstraining*. Wiebelsheim: Limpert.

Kunert, C. (2016). *Hausaufgaben für Patienten mit Rückenbeschwerden*. Schorndorf: Hofmann.

Lippert, H., Herold, D. & Lippert-Burmeister, W. (2017). *Anatomie. Texte und Atlas* (10. Aufl.). München: Urban & Fischer.

Pfeiffer, K. (2007). *Rückengesundheit. Grundlagen und Modelle zur Planung von Kursen*. Köln: Deutscher Ärtze Verlag.

Putz, R. (2005). Funktionelle Anatomie der Lendenwirbelsäule. In Hildebrandt et al. (Hrsg.), *Lendenwirbelsäule. Ursachen, Diagnostik und Therapie von Rückenschmerzen* (1. Aufl., S. 6 ff.) München: Urban & Fischer.

Raspe, H. (2012). *Gesundheitsberichterstattung des Bundes – Rückenschmerzen*. Berlin: Robert Koch-Institut.

Rütten, A. & Pfeiffer, K. (2019). *Menschen in Bewegung bringen*. Köln: BZgA.

WHO (World Health Organization) (2011). *Global status report on noncommunicable diseases 2010*. Genf: WHO.

7.2 Abbildungsverzeichnis

7.3 Tabellenverzeichnis